U0391673

杨甲三

真人全彩版

针灸取穴随身查

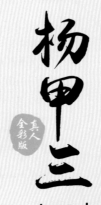

主审 郭长青　李石良

主编 刘乃刚

编者
陈剑　李辉　史榕荟　唐学章
胡波　吴建敏　朱新月　马本绪
波　梁婷婷　张永旺　刘卫东　王旭　卢婧
　　董亚威　张慧方　刘婉宁

人民卫生出版社

图书在版编目（CIP）数据

杨甲三针灸取穴随身查 /刘乃刚主编 . —北京：人民卫生出版社，2017

ISBN 978-7-117-25245-4

Ⅰ.①杨⋯　Ⅱ.①刘⋯　Ⅲ.①针灸疗法 – 选穴　Ⅳ.①R224.2

中国版本图书馆 CIP 数据核字（2017）第 240780 号

| 人卫智网 | www.ipmph.com | 医学教育、学术、考试、健康，购书智慧智能综合服务平台 |
| 人卫官网 | www.pmph.com | 人卫官方资讯发布平台 |

杨甲三针灸取穴随身查

主　　编： 刘乃刚
出版发行： 人民卫生出版社（中继线 010-59780011）
地　　址： 北京市朝阳区潘家园南里 19 号
邮　　编： 100021
E - mail： pmph @ pmph.com
购书热线： 010-59787592　010-59787584　010-65264830
印　　刷： 北京盛通印刷股份有限公司
经　　销： 新华书店
开　　本： 889 × 1194　1/64　**印张：** 6.5
字　　数： 191 千字
版　　次： 2017 年 10 月第 1 版　2024 年 10 月第 1 版第 6 次印刷
标准书号： ISBN 978-7-117-25245-4/R・25246
定　　价： 35.00 元

打击盗版举报电话：010-59787491　E-mail：WQ @ pmph.com
（凡属印装质量问题请与本社市场营销中心联系退换）

内 容 提 要

　　杨甲三教授是我国近现代著名针灸学家，其在针灸临床、教学、科研等领域取得了丰硕的成果，在业内享有盛誉，尤其在针灸取穴法领域独树一帜，特色鲜明，首创"三边三间取穴法"。本书以图文对照的方式系统地介绍了杨氏取穴法，配图精美、直观，以期读者能直观地理解杨氏取穴法的精髓，使读者在本书的指导下能够精准取穴，为后续的治疗奠定基础。本书共分为十八章，第一章简要介绍了针灸取穴法，第二章至第十六章则分别具体介绍了十四经穴和经外奇穴的标准定位、刺法、功效及杨甲三精准取穴经验。第十七章介绍了常用针灸歌诀，第十八章介绍了单穴临床妙用，并附有穴位索引，方便查找。本书方便携带，主要供中医院校学生以及针灸爱好者随身查阅。

前　言

　　北京中医药大学杨甲三教授是我国近现代著名针灸学家，其在针灸临床、教学、科研等领域取得了丰硕的成果，在业内享有盛誉，尤其是在针灸取穴法领域独树一帜，特色鲜明，首创"三边三间取穴法"。

　　众所周知，针灸治病首在取穴，取穴准确与否，直接影响针灸治疗的效果，正如《太平圣惠方》所言："穴点以差讹，治病全然纰缪"，就是说穴位取错了，就不能达到治病目的，甚至毫无效果。因此，历代医家均极为重视针灸取穴。早在汉代，就出现了附有穴位图的针灸著作，唐代已出现了彩色穴位图，这样图文并用地介绍穴位，以期避免对文字的误读，直观展示穴位的位置，帮助准确取穴。只有准确取穴，临床才可达到最佳的治疗效果。

　　笔者有幸就读于北京中医药大学，协助导师郭长青教授编著了《针灸穴位图解》（该书获得了2010年度中华中医药学会学术著作一等奖）。在图书编写过程中，我们制作了大量体表、解剖图片以展示穴位，对于书中穴位定位的标注得到了针灸学院黄建军教授的热心指导，黄教授长期从事腧穴的教学工作，对腧穴取穴方法尤其是杨甲三教授"三边三间取穴法"非常精通，使很多我们前期不太确定的穴位定位得以明确，在此过程中也使我对杨甲三教授"三边三间取穴法"产生了浓厚的兴趣，随后较为系统地学习了杨甲三教授"三边三间取穴法"的相关图书和影音资料，加深了对杨氏取穴法的理解。杨甲三教授"三边三间取穴法"简单直观，定位准确，临床效果好。

推广杨氏取穴法，必将极大提高临床取穴的准确性，提高疗效。因此，我们在《杨甲三精准取穴全图解》的基础上，为方便随身查阅，编绘了本书。本书着重于系统介绍杨甲三教授的"三边三间取穴法"，通过针对性的配图，以使读者能直观地理解杨氏取穴法的精髓，使读者在本书的指导下能够精准取穴，为后续治疗奠定基础。同时为方便记忆和切合临床应用，另设章节介绍了常用针灸歌诀和单穴临床妙用。

我们衷心希望本书的出版能得到广大读者的认可和喜爱，为杨氏取穴法的推广贡献微薄力量，同时也希望广大读者提出宝贵意见和建议，以便再版时修订。

刘乃刚

2017 年金秋于北京

目 录

第一章　针灸取穴法

骨度分寸法   1
体表标志法   6
手指比量法   7
简易取穴法   10
杨氏三边三间取穴法   12

第二章　手太阴肺经

LU 1 – 中 府   16
LU 2 – 云 门   16
LU 3 – 天 府   18
LU 4 – 侠 白   18
LU 5 – 尺 泽   18
LU 6 – 孔 最   20
LU 7 – 列 缺   20
LU 8 – 经 渠   20
LU 9 – 太 渊   20

LU 10 – 鱼 际   22
LU 11 – 少 商   22

第三章　手阳明大肠经

LI 1 – 商 阳   24
LI 2 – 二 间   24
LI 3 – 三 间   26
LI 4 – 合 谷   26
LI 5 – 阳 溪   28
LI 6 – 偏 历   28
LI 7 – 温 溜   28
LI 8 – 下 廉   30
LI 9 – 上 廉   30
LI 10 – 手三里   30
LI 11 – 曲 池   32
LI 12 – 肘 髎   34
LI 13 – 手五里   34
LI 14 – 臂 臑   34

LI 15 – 肩髃	36	**ST 16** – 膺窗	54
LI 16 – 巨骨	36	**ST 17** – 乳中	54
LI 17 – 天鼎	36	**ST 18** – 乳根	56
LI 18 – 扶突	38	**ST 19** – 不容	58
LI 19 – 口禾髎	40	**ST 20** – 承满	58
LI 20 – 迎香	40	**ST 21** – 梁门	58

第四章　足阳明胃经

ST 1 – 承泣	42	**ST 22** – 关门	60
ST 2 – 四白	42	**ST 23** – 太乙	60
ST 3 – 巨髎	42	**ST 24** – 滑肉门	60
ST 4 – 地仓	44	**ST 25** – 天枢	62
ST 5 – 大迎	46	**ST 26** – 外陵	62
ST 6 – 颊车	46	**ST 27** – 大巨	62
ST 7 – 下关	46	**ST 28** – 水道	62
ST 8 – 头维	48	**ST 29** – 归来	64
ST 9 – 人迎	50	**ST 30** – 气冲	64
ST 10 – 水突	50	**ST 31** – 髀关	66
ST 11 – 气舍	50	**ST 32** – 伏兔	66
ST 12 – 缺盆	52	**ST 33** – 阴市	66
ST 13 – 气户	52	**ST 34** – 梁丘	68
ST 14 – 库房	52	**ST 35** – 犊鼻	70
ST 15 – 屋翳	54	**ST 36** – 足三里	70
		ST 37 – 上巨虚	70
		ST 38 – 条口	70

ST 39 – 下巨虚	72	**SP 15** – 大 横	88
ST 40 – 丰 隆	72	**SP 16** – 腹 哀	90
ST 41 – 解 溪	74	**SP 17** – 食 窦	90
ST 42 – 冲 阳	74	**SP 18** – 天 溪	90
ST 43 – 陷 谷	74	**SP 19** – 胸 乡	92
ST 44 – 内 庭	76	**SP 20** – 周 荣	92
ST 45 – 厉 兑	76	**SP 21** – 大 包	94

第五章　足太阴脾经

SP 1 – 隐 白	78
SP 2 – 大 都	78
SP 3 – 太 白	80
SP 4 – 公 孙	80
SP 5 – 商 丘	80
SP 6 – 三阴交	82
SP 7 – 漏 谷	82
SP 8 – 地 机	82
SP 9 – 阴陵泉	84
SP 10 – 血 海	86
SP 11 – 箕 门	86
SP 12 – 冲 门	88
SP 13 – 府 舍	88
SP 14 – 腹 结	88

第六章　手少阴心经

HT 1 – 极 泉	96
HT 2 – 青 灵	96
HT 3 – 少 海	96
HT 4 – 灵 道	98
HT 5 – 通 里	98
HT 6 – 阴 郄	98
HT 7 – 神 门	100
HT 8 – 少 府	102
HT 9 – 少 冲	102

第七章　手太阳小肠经

SI 1 – 少 泽	104
SI 2 – 前 谷	104
SI 3 – 后 溪	106
SI 4 – 腕 骨	106

SI 5 – 阳 谷	106	**BL 7** – 通 天	124
SI 6 – 养 老	106	**BL 8** – 络 却	124
SI 7 – 支 正	108	**BL 9** – 玉 枕	124
SI 8 – 小 海	108	**BL 10** – 天 柱	126
SI 9 – 肩 贞	110	**BL 11** – 大 杼	128
SI 10 – 臑 俞	110	**BL 12** – 风 门	128
SI 11 – 天 宗	110	**BL 13** – 肺 俞	128
SI 12 – 秉 风	110	**BL 14** – 厥阴俞	130
SI 13 – 曲 垣	112	**BL 15** – 心 俞	130
SI 14 – 肩外俞	112	**BL 16** – 督 俞	130
SI 15 – 肩中俞	112	**BL 17** – 膈 俞	130
SI 16 – 天 窗	116	**BL 18** – 肝 俞	132
SI 17 – 天 容	116	**BL 19** – 胆 俞	132
SI 18 – 颧 髎	116	**BL 20** – 脾 俞	132
SI 19 – 听 宫	118	**BL 21** – 胃 俞	134
		BL 22 – 三焦俞	134
第八章　足太阳膀胱经		**BL 23** – 肾 俞	134
BL 1 – 睛 明	120	**BL 24** – 气海俞	136
BL 2 – 攒 竹	120	**BL 25** – 大肠俞	136
BL 3 – 眉 冲	122	**BL 26** – 关元俞	136
BL 4 – 曲 差	122	**BL 27** – 小肠俞	138
BL 5 – 五 处	122	**BL 28** – 膀胱俞	138
BL 6 – 承 光	122	**BL 29** – 中膂俞	138

BL 30 – 白环俞	140	**BL 53** – 胞肓	154
BL 31 – 上髎	142	**BL 54** – 秩边	154
BL 32 – 次髎	142	**BL 55** – 合阳	158
BL 33 – 中髎	142	**BL 56** – 承筋	158
BL 34 – 下髎	142	**BL 57** – 承山	158
BL 35 – 会阳	144	**BL 58** – 飞扬	160
BL 36 – 承扶	144	**BL 59** – 跗阳	160
BL 37 – 殷门	144	**BL 60** – 昆仑	160
BL 38 – 浮郄	146	**BL 61** – 仆参	162
BL 39 – 委阳	146	**BL 62** – 申脉	162
BL 40 – 委中	146	**BL 63** – 金门	162
BL 41 – 附分	148	**BL 64** – 京骨	164
BL 42 – 魄户	148	**BL 65** – 束骨	164
BL 43 – 膏肓	148	**BL 66** – 足通谷	164
BL 44 – 神堂	150	**BL 67** – 至阴	166
BL 45 – 譩譆	150		
BL 46 – 膈关	150	**第九章　足少阴肾经**	
BL 47 – 魂门	150		
BL 48 – 阳纲	152	**KI 1** – 涌泉	168
BL 49 – 意舍	152	**KI 2** – 然谷	170
BL 50 – 胃仓	152	**KI 3** – 太溪	170
BL 51 – 肓门	154	**KI 4** – 大钟	170
BL 52 – 志室	154	**KI 5** – 水泉	170
		KI 6 – 照海	172

KI 7 – 复 溜   172

KI 8 – 交 信   172

KI 9 – 筑 宾   174

KI 10 – 阴 谷   174

KI 11 – 横 骨   176

KI 12 – 大 赫   176

KI 13 – 气 穴   176

KI 14 – 四 满   178

KI 15 – 中 注   178

KI 16 – 肓 俞   178

KI 17 – 商 曲   178

KI 18 – 石 关   180

KI 19 – 阴 都   180

KI 20 – 腹通谷   180

KI 21 – 幽 门   182

KI 22 – 步 廊   184

KI 23 – 神 封   184

KI 24 – 灵 墟   184

KI 25 – 神 藏   186

KI 26 – 彧 中   186

KI 27 – 俞 府   186

第十章　手厥阴心包经

PC 1 – 天 池   188

PC 2 – 天 泉   188

PC 3 – 曲 泽   190

PC 4 – 郄 门   190

PC 5 – 间 使   190

PC 6 – 内 关   192

PC 7 – 大 陵   192

PC 8 – 劳 宫   194

PC 9 – 中 冲   194

第十一章　手少阳三焦经

TE 1 – 关 冲   196

TE 2 – 液 门   196

TE 3 – 中 渚   198

TE 4 – 阳 池   198

TE 5 – 外 关   198

TE 6 – 支 沟   200

TE 7 – 会 宗   200

TE 8 – 三阳络   200

TE 9 – 四 渎   202

TE 10 – 天 井	204	
TE 11 – 清冷渊	204	
TE 12 – 消 泺	204	
TE 13 – 臑 会	206	
TE 14 – 肩 髎	206	
TE 15 – 天 髎	206	
TE 16 – 天 牖	208	
TE 17 – 翳 风	208	
TE 18 – 瘈 脉	208	
TE 19 – 颅 息	210	
TE 20 – 角 孙	210	
TE 21 – 耳 门	210	
TE 22 – 耳和髎	210	
TE 23 – 丝竹空	212	

第十二章　足少阳胆经

GB 1 – 瞳子髎	214	
GB 2 – 听 会	214	
GB 3 – 上 关	214	
GB 4 – 颔 厌	216	
GB 5 – 悬 颅	216	
GB 6 – 悬 厘	216	
GB 7 – 曲 鬓	218	

GB 8 – 率 谷	218
GB 9 – 天 冲	218
GB 10 – 浮 白	218
GB 11 – 头窍阴	220
GB 12 – 完 骨	220
GB 13 – 本 神	220
GB 14 – 阳 白	220
GB 15 – 头临泣	222
GB 16 – 目 窗	222
GB 17 – 正 营	222
GB 18 – 承 灵	222
GB 19 – 脑 空	224
GB 20 – 风 池	224
GB 21 – 肩 井	228
GB 22 – 渊 腋	230
GB 23 – 辄 筋	230
GB 24 – 日 月	230
GB 25 – 京 门	232
GB 26 – 带 脉	232
GB 27 – 五 枢	232
GB 28 – 维 道	232
GB 29 – 居 髎	234
GB 30 – 环 跳	234

GB 31 – 风 市   236

GB 32 – 中 渎   236

GB 33 – 膝阳关   236

GB 34 – 阳陵泉   236

GB 35 – 阳 交   238

GB 36 – 外 丘   238

GB 37 – 光 明   238

GB 38 – 阳 辅   240

GB 39 – 悬 钟   240

GB 40 – 丘 墟   242

GB 41 – 足临泣   242

GB 42 – 地五会   242

GB 43 – 侠 溪   244

GB 44 – 足窍阴   244

第十三章 足厥阴肝经

LR 1 – 大 敦   246

LR 2 – 行 间   246

LR 3 – 太 冲   248

LR 4 – 中 封   248

LR 5 – 蠡 沟   250

LR 6 – 中 都   250

LR 7 – 膝 关   250

LR 8 – 曲 泉   252

LR 9 – 阴 包   252

LR 10 – 足五里   254

LR 11 – 阴 廉   254

LR 12 – 急 脉   254

LR 13 – 章 门   254

LR 14 – 期 门   256

第十四章 督脉

GV 1 – 长 强   258

GV 2 – 腰 俞   258

GV 3 – 腰阳关   260

GV 4 – 命 门   260

GV 5 – 悬 枢   260

GV 6 – 脊 中   262

GV 7 – 中 枢   262

GV 8 – 筋 缩   262

GV 9 – 至 阳   264

GV 10 – 灵 台   264

GV 11 – 神 道   264

GV 12 – 身 柱   264

GV 13 – 陶 道   266

GV 14 – 大 椎   266

GV 15 – 哑 门　　　　268

GV 16 – 风 府　　　　268

GV 17 – 脑 户　　　　268

GV 18 – 强 间　　　　270

GV 19 – 后 顶　　　　270

GV 20 – 百 会　　　　270

GV 21 – 前 顶　　　　270

GV 22 – 囟 会　　　　272

GV 23 – 上 星　　　　272

GV 24 – 神 庭　　　　272

GV 25 – 素 髎　　　　274

GV 26 – 水 沟　　　　274

GV 27 – 兑 端　　　　274

GV 28 – 龈 交　　　　274

GV 29 – 印 堂　　　　276

第十五章　任脉

CV 1 – 会 阴　　　　278

CV 2 – 曲 骨　　　　278

CV 3 – 中 极　　　　280

CV 4 – 关 元　　　　280

CV 5 – 石 门　　　　280

CV 6 – 气 海　　　　280

CV 7 – 阴 交　　　　282

CV 8 – 神 阙　　　　282

CV 9 – 水 分　　　　282

CV 10 – 下 脘　　　　282

CV 11 – 建 里　　　　284

CV 12 – 中 脘　　　　284

CV 13 – 上 脘　　　　284

CV 14 – 巨 阙　　　　284

CV 15 – 鸠 尾　　　　286

CV 16 – 中 庭　　　　288

CV 17 – 膻 中　　　　288

CV 18 – 玉 堂　　　　288

CV 19 – 紫 宫　　　　288

CV 20 – 华 盖　　　　290

CV 21 – 璇 玑　　　　290

CV 22 – 天 突　　　　290

CV 23 – 廉 泉　　　　292

CV 24 – 承 浆　　　　292

第十六章　经外奇穴

头颈部奇穴　　　　**294**

EX-HN 1 – 四神聪　　　　294

EX-HN 2 – 当 阳　　　　294

EX-HN 4 – 鱼 腰	296		**EX-B 8** – 十七椎	310
EX-HN 5 – 太 阳	296		**EX-B 9** – 腰 奇	310
EX-HN 6 – 耳 尖	296			
EX-HN 7 – 球 后	296		**上肢部奇穴**	**312**
EX-HN 8 – 上迎香	298		**EX-UE 1** – 肘 尖	312
EX-HN 9 – 内迎香	298		**EX-UE 2** – 二 白	312
EX-HN 10 – 聚 泉	300		**EX-UE 3** – 中 泉	314
EX-HN 11 – 海 泉	300		**EX-UE 4** – 中 魁	314
EX-HN 12 – 金 津	300		**EX-UE 5** – 大骨空	314
EX-HN 13 – 玉 液	300		**EX-UE 6** – 小骨空	316
EX-HN 14 – 翳 明	302		**EX-UE 7** – 腰痛点	316
EX-HN 15 – 颈百劳	302		**EX-UE 8** – 外劳宫	316
			EX-UE 9 – 八 邪	316
胸腹部奇穴	**304**		**EX-UE 10** – 四 缝	318
EX-CA 1 – 子 宫	304		**EX-UE 11** – 十 宣	318
项背腰部奇穴	**306**		**下肢部奇穴**	**322**
EX-B 1 – 定 喘	306		**EX-LE 1** – 髋 骨	322
EX-B 2 – 夹 脊	306		**EX-LE 2** – 鹤 顶	322
EX-B 3 – 胃脘下俞	306		**EX-LE 3** – 百虫窝	322
EX-B 4 – 痞 根	308		**EX-LE 4** – 内膝眼	324
EX-B 5 – 下极俞	308		**EX-LE 6** – 胆 囊	324
EX-B 6 – 腰 宜	308		**EX-LE 7** – 阑 尾	324
EX-B 7 – 腰 眼	308		**EX-LE 8** – 内踝尖	326

EX-LE 9 – 外踝尖   326

EX-LE 10 – 八 风   326

EX-LE 11 – 独 阴   326

EX-LE 12 – 气 端   328

第十七章　常用针灸歌诀

经脉循行顺序   **330**

经脉循行顺序歌诀   330

经脉循行规律   330

四总穴歌   **333**

特定穴歌   **333**

五输穴   333

五输穴歌（包括原穴）   334

五输穴表   335

原 穴   336

原穴歌   336

原穴表   336

络 穴   337

络穴歌   337

络穴表   337

背俞穴   338

背俞穴歌   338

背俞穴表   338

募 穴   339

募穴歌   339

募穴表   339

八脉交会穴   340

八脉交会穴歌   340

八脉交会穴表   340

八会穴   341

八会穴歌   341

八会穴表   341

郄 穴   341

郄穴歌   342

郄穴表   342

下合穴   343

下合穴歌   343

下合穴表   343

第十八章　单穴临床妙用

中 府   344

孔 最   344

太 渊   345

少 商   345

合 谷   345

肩髃	346	风门	356
迎香	346	肺俞	356
地仓、颊车	347	膈俞	357
天枢	347	八髎	357
足三里	347	委中	358
条口	348	膏肓	358
丰隆	348	承山	359
隐白	348	至阴	359
公孙	349	涌泉	360
三阴交	349	太溪	360
血海	349	照海	360
大横	350	复溜	361
极泉	350	曲泽	361
神门	351	内关	362
少泽	351	大陵	362
后溪	351	劳宫	362
养老	352	中渚	363
天宗	353	外关	363
颧髎	353	支沟	363
听宫	354	翳风	364
睛明	354	角孙	364
攒竹	355	风池	365
天柱	355	肩井	365

带 脉	366	气 海	374
环 跳	366	神 阙	374
阳陵泉	367	中 脘	375
悬 钟	367	膻 中	375
大 敦	368	天 突	376
太 冲	368	耳 尖	376
命 门	369	十七椎	377
筋 缩	369	二 白	377
至 阳	369	腰痛点	377
身 柱	370	外劳宫	378
大 椎	371	八 邪	378
百 会	371	百虫窝	379
上 星	372	胆 囊	379
水 沟	372	阑 尾	380
会 阴	372		
中 极	373	参考书目	381
关 元	373	索引	383

第一章　针灸取穴法

　　针灸治疗保健过程，是通过四诊收集疾病症状表现，经过归纳、分析，然后制定出治疗法则，最后选穴取穴，施以补泻手法来完成治疗的过程。其中取穴是针灸治疗的基础和关键，取穴准确与否直接影响到治疗的效果。因此，准确地选取穴位，从古至今一直为历代医家所重视。

　　早在《黄帝内经》时代就已经提出了度量人体的各种方法，如形度、骨度、脉度等。发展至今天，针灸的取穴方法基本完善，常用的取穴定位法有骨度分寸法、体表标志法、手指比量法和简易取穴法四种。

一　骨度分寸法

　　骨度分寸法，古称"骨度法"，即以骨节为主要标志测量周身各部的大小、长短，并依其比例折算成尺寸作为定穴标准的方法。此法最早见于《灵枢·骨度》。

现代常用骨度分寸是根据《灵枢·骨度》，并在长期医疗实践中经过修改和补充而来的。

常用骨度表

部位	起止点	折量分寸	度量法	说明
头部	前发际正中至后发际正中	12	直寸	用于确定头部穴位的纵向距离
	眉间至前发际正中	3	直寸	用于确定前或后发际及其头部穴位的纵向距离
	两额角发际之间	9	横寸	用于确定头前部穴位的横向距离
	耳后两乳突之间	9	横寸	用于确定头后部穴位的横向距离
胸腹胁部	胸骨上窝至剑胸结合中点	9	直寸	用于确定胸部任脉穴的纵向距离
	剑胸结合中点至脐中	8	直寸	用于确定上腹部穴位的纵向距离
	脐中至耻骨联合上缘	5	直寸	用于确定下腹部穴位的纵向距离
	两肩胛骨喙突内侧缘之间	12	横寸	用于确定胸部穴位的横向距离
	两乳头之间	8	横寸	用于确定胸腹部穴位的横向距离

部位	起止点	折量分寸	度量法	说明
背腰部	肩胛骨内侧缘至后正中线	3	横寸	用于确定背腰部穴位的横向距离
上肢部	腋前、后纹头至肘横纹（平尺骨鹰嘴）	9	直寸	用于确定上臂部穴位的纵向距离
	肘横纹（平尺骨鹰嘴）至腕掌（背）侧远端横纹	12	直寸	用于确定前臂部穴位的纵向距离
下肢部	耻骨联合上缘至髌底 髌底至髌尖	18 2	直寸 直寸	用于确定大腿部穴位的纵向距离
	髌尖（膝中）至内踝尖（胫骨内侧髁下方阴陵泉至内踝尖为13寸）	15	直寸	用于确定小腿内侧部穴位的纵向距离
	股骨大转子至腘横纹（平髌尖）	19	直寸	用于确定大腿前外侧部穴位的纵向距离
	臀沟至腘横纹	14	直寸	用于确定大腿后部穴位的纵向距离
	腘横纹（平髌尖）至外踝尖	16	直寸	用于确定小腿外侧部穴位的纵向距离
	内踝尖至足底	3	直寸	用于确定足内侧部穴位的纵向距离

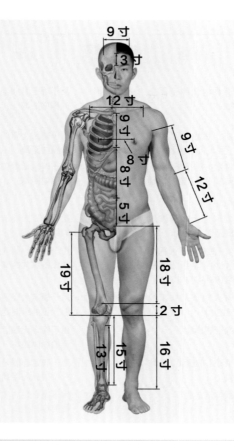

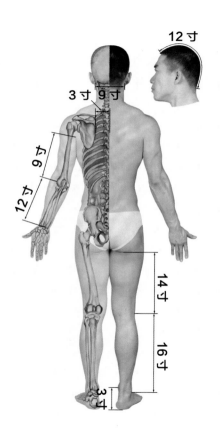

12寸

3寸 9寸

9寸

12寸

14寸

16寸

3寸

二 体表标志法

依据人体表面具有特征的部位作为标志，用来选取穴位的方法，称为体表标志法。此法起源古远，最初定名的穴位大多依此而选取，可分为固定标志和活动标志两类。

（一）固定标志法

固定标志法是以人体表面固定不移，又有明显特征的部位作为取穴标志的方法。如依据人的五官、发

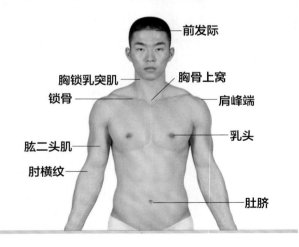

前发际

胸锁乳突肌

胸骨上窝

锁骨

肩峰端

乳头

肱二头肌

肘横纹

肚脐

际线、爪甲、乳头、肚脐、关节处的横纹以及骨骼突起的凹陷、肌肉隆起等部位作为取穴的标志而言。因此，这些穴位标志都是相对固定的。

（二）活动标志法

活动标志法是依据人体某局部活动后出现的隆起、凹陷、孔隙、皱纹等作为取穴标志的方法。它是通过肌肉筋腱的伸缩、关节的屈伸旋转及活动后皮肤皱起的纹理等形成的标志。如耳门、听宫、听会等当张口时出现凹陷处取之；下关当闭口时凹陷处取之。又如曲池必屈肘于横纹头取之；取阳溪时，将拇指翘起，当拇长、短伸肌腱之间的凹陷中取之。因这些标志都是在活动状态下作为取穴定位标志的，故称活动标志。

三 手指比量法

手指比量法，是用手指某局部之长度代表身体局部之长度而选取穴位的方法，又称"指寸法"或"同身寸法"。由于生长相关律的缘故，人类机体的各个局部间是相互关联而生长发育的。因此，人的手指与身体其他部位在生长发育过程中，在大小、长度上有相

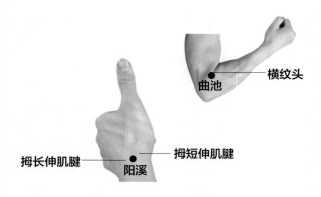

拇长伸肌腱 —— 阳溪 —— 拇短伸肌腱

曲池 —— 横纹头

对的比例。这样选定同一人体的某手指一部分来作长度单位，量取本身其他部位的长度是合理可行的。故这种方法称"同身寸法"。由于选取的手指不同，节段亦不同，可分作以下几类。

（一）横指同身寸法

横指同身寸法又称"一夫法"。具体取法是：将食指、中指、无名指、小指相并拢，以中指中节横纹处为准，量取四横指之横度，

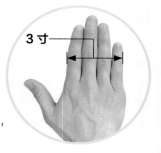

3寸

定为 3 寸。此法多用于腹、背部及下肢部的取穴。

（二）拇指同身寸法

拇指同身寸法具体取法为：将拇指伸直，横置于所取部位之上下，依拇指关节外形的横向长度为 1 寸，来量取穴位。

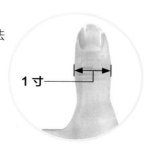

（三）中指同身寸法

中指同身寸法具体取法为：将患者的中指屈曲，以中指指端抵在拇指指腹，形成一环状，将食指伸直，显露出中指的桡侧面，取其中节上、下两横纹头之间的长度，即为同身之 1 寸。这种方法较适用于四肢及脊背横量取穴。

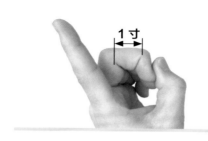

手指比量法在应用时较为便利，但取穴的准确性稍差。因此，该法必须在骨度分寸规定的基础上加以运用，不可以指寸悉量全身各部，否则会导致长短失度。因此，手指比量法只能被看作是骨度分寸法的补充。

简易取穴法，是历代医家在临床实践中形成的简便易行的量取穴位的方法。这种方法多用于较为主要的穴位取法上。如列缺，可以病人左右两手之虎口交叉，一手食指压在另一手腕后高骨之正中上方，当食

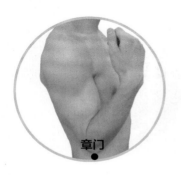

章门

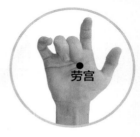

劳宫

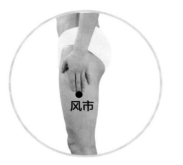

风市

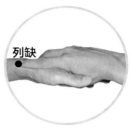

列缺

指尖到达处的小凹陷处即为本穴。又如劳宫,半握拳,以中指的指尖切压在掌心的第一节横纹上,就是本穴。再如风市,患者两手臂自然下垂,于股外侧中指尖到达处就是本穴。又如垂肩屈肘,肘尖到达躯干侧面的位置即是章门穴;两耳尖直上连线中点取百会等。这些取穴方法虽不十分精确,但由于穴位并非针尖大的范围,所以完全可以寻找到有较强感应处,因此在临床上是比较实用、简便的取穴方法。

五 杨氏三边三间取穴法

　　杨甲三教授为我国近现代著名针灸学家，北京中医药大学针灸推拿学院的奠基人，生前为北京中医药大学终身教授，博士研究生导师。杨甲三教授 1919 年出生于名医辈出的江苏省武进县，一生秉承药王孙思邈"大医精诚"精神，业医六十余年，为针灸事业贡献了卓越的一生，于 2001 年在北京仙逝。杨甲三先生自幼受到浓郁中医文化氛围的熏陶，痴迷于中医学，先拜吴中名医吴秉森门下，习业三年，后又师承针灸大家承淡安先生，尽得其真传。师承名医加之天资聪颖、善于思考、精勤不辍，辛勤耕耘于针灸临床、教育和科研一线，为近现代针灸学的发展做出了巨大的贡献。

　　杨甲三教授在临床教学工作中，师古不泥古，独创"三边三间取穴法"。筋、骨、肉在古人定取穴位时具有重要意义，如《标幽赋》云："大抵取穴之法，必有分寸，先审自意，次观分肉。""在阳部筋骨之侧，陷下为真；在阴分郄腘之间，动脉相应"。《流注指微赋》曰："孔窍详于筋骨肉分。"但限于当时的认识水平，对筋、骨、肉的认识较为模糊，因而描述不够准确。杨甲三教授在深刻领悟古人取穴精髓的基础上，大胆结合运用现代解剖学知识，独创了"三边三间取穴法"，可谓师古不泥古，推动了针灸腧穴取穴法的发展。

"三边三间取穴法"，简言之，三边即骨边、筋边、肉边；三间即骨间、筋间、肉间。三边三间结合骨度分寸、体表标志等即可准确定位选取腧穴，提高了取穴的准确性。

骨边取穴： 如足少阳胆经的光明、阳辅、悬钟三穴，取穴时先找到腓骨，三穴均位于腓骨前缘，光明在外踝尖上 5 寸，阳辅在外踝尖上 4 寸，悬钟在外踝尖上 3 寸。

筋边取穴： 如手少阴心经的灵道、通里、阴郄、神门四穴，取穴时先找到尺侧腕屈肌腱，这四个穴位均在尺侧腕屈肌腱的桡侧缘，神门位于腕掌侧远端横纹上，然后向近心端方向，每隔 0.5 寸一个穴位，依次为阴郄、通里、灵道。

肉边取穴： 如手太阴肺经的天府、侠白，取穴时须找到肱二头肌，这两个穴位均在肱二头肌的桡侧缘，天府在腋前纹头下 3 寸，侠白在腋前纹头下 4 寸。

骨间取穴：如手少阳三焦经的外关、支沟、三阳络、四渎四穴，取穴时先在前臂外侧摸到尺骨和桡骨，四穴均在尺骨与桡骨之间，外关在阳池上 2 寸，支沟在阳池上 3 寸，三阳络在阳池上 4 寸，四渎在阳池上 7 寸。

筋间取穴：如手厥阴心包经的郄门、间使、内关、大陵四穴，取穴时先找到前臂内侧的掌长肌腱和桡侧腕屈肌腱，这 4 个穴位均位于掌长肌腱和桡侧腕屈肌腱之间，郄门位于腕掌侧远端横纹上 5 寸，间使位于腕掌侧远端横纹上 3 寸，内关位于腕掌侧远端横纹上 2 寸，大陵位于腕掌侧远端横纹上。

肉间取穴：如足太阴脾经的箕门，取穴时，先绷腿，使大腿部肌肉绷紧隆起，在股内侧肌的尾端，长收肌与缝匠肌交角处取穴。

"三边三间取穴法"合乎腧穴真谛，使所选取的腧穴位置更为精确，针刺操作时更易得气，因此针灸治疗效果也更好。同时减少了一些不必要的针刺损伤，针后不适感出现的比例更小。

杨甲三教授师古不泥古，善于继承先贤针灸临床经验，同时又与时俱进，巧妙地将现代医学的进展融入针灸临床之中，在辨证选穴配穴、进针手法、针刺补泻手法、取穴方法等方面取得了明显的进步，尤其是在取穴法方面，形成了杨氏特色和优势，为针灸学的发展留下了一份宝贵的遗产。

第二章　手太阴肺经

手太阴肺经经脉循行方向是从胸走手，一侧 11 穴，首穴中府，末穴少商。

LU 1　中府 Zhōng fǔ 肺之募穴

标准定位： 在胸部，横平第 1 肋间隙，锁骨下窝外侧，前正中线旁开 6 寸。

刺法： 向外斜刺 0.5~0.8 寸，不可向内侧深刺。

功效： 止咳平喘，清肺泻热，补气健脾。

LU 2　云门 Yún mén

标准定位： 在胸部，锁骨下窝凹陷中，肩胛骨喙突内缘，前正中线旁开 6 寸。

刺法： 向外斜刺 0.5~0.8 寸，不可向内侧深刺。

功效： 肃肺理气，泻四肢热。

取穴法

云门穴与锁骨胸骨头下缘平齐，锁骨下窝凹陷中，喙突内侧缘处。其下 1 寸是中府穴。

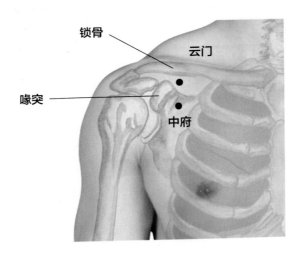

锁骨
云门
喙突
中府

LU 3　天府 Tiān fǔ

标准定位： 在臂前区，腋前纹头下 3 寸，肱二头肌桡侧缘处。

刺法： 直刺 0.3~0.5 寸。

功效： 疏调肺气，镇惊止血。

LU 4　侠白 Xiá bái

标准定位： 在臂前区，腋前纹头下 4 寸，肱二头肌桡侧缘处。

刺法： 直刺 0.3~0.5 寸。

功效： 宣肺理气，宽胸和胃。

LU 5　尺泽 Chǐ zé　肺经合穴

标准定位： 在肘区，肘横纹上，肱二头肌腱桡侧缘凹陷中。

刺法： 直刺 0.5~0.8 寸；或点刺出血。

功效： 滋阴润肺，止咳降逆。

取穴法 **天府：** 腋前纹头下 3 寸，肱二头肌桡侧缘。**侠白：** 腋前纹头下 4 寸，肱二头肌桡侧缘。**尺泽：** 肘横纹上，肱二头肌腱的桡侧缘。

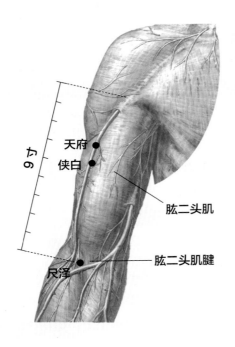

天府

侠白

肱二头肌

肱二头肌腱

尺泽

9寸

LU 6　孔最 Kǒng zuì 肺经郄穴

标准定位： 在前臂前区，腕掌侧远端横纹上 7 寸，尺泽（LU 5）与太渊（LU 9）连线上。

刺法： 直刺 0.5~0.8 寸。

功效： 清热解毒，降逆止血。

LU 7　列缺 Liè quē 肺经络穴，八脉交会穴——通任脉

标准定位： 在前臂，腕掌侧远端横纹上 1.5 寸，拇短伸肌腱与拇长展肌腱之间，拇长展肌腱沟的凹陷中。

刺法： 向肘部斜刺 0.2~0.3 寸。

功效： 祛风散邪，通调任脉。

LU 8　经渠 Jīngqú 肺经经穴

标准定位： 在前臂前区，腕掌侧远端横纹上 1 寸，桡骨茎突与桡动脉之间。

刺法： 直刺 0.2~0.3 寸。

功效： 宣肺平喘，开胸顺气。

LU 9　太渊 Tài yuān 肺经输穴，肺之原穴，八会穴之脉会

标准定位： 在腕前区，桡骨茎突与舟状骨之间，拇长展肌腱尺侧凹陷中。

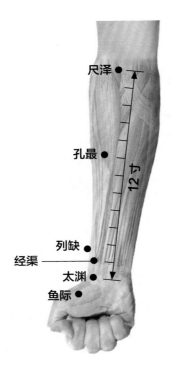

尺泽●

孔最●

12寸

列缺●

经渠──

太渊●

鱼际●

刺法：直刺 0.2~0.3 寸，避开桡动脉。

功效：止咳化痰，通调血脉，健脾益气。

(LU 10) 鱼际 Yú jì 肺经荥穴

标准定位：在手外侧，第 1 掌骨桡侧中点赤白肉际处。

刺法：直刺 0.5~0.8 寸。

功效：疏风清热，宣肺利咽。

(LU 11) 少商 Shào shāng 肺经井穴

标准定位：在手指，拇指末节桡侧，指甲根角侧上方 0.1 寸（指寸）。

刺法：向腕部平刺 0.2~0.3 寸；或点刺出血。

功效：清热解表，通利咽喉，醒神开窍。

取穴法

孔最：腕掌侧远端横纹上 7 寸，在桡骨的尺侧缘。列缺：桡骨茎突的上方，腕掌侧远端横纹上 1.5 寸，拇短伸肌腱与拇长展肌腱之间。经渠：桡骨茎突的高点，掌面骨边与桡动脉之间。太渊：腕掌侧远端横纹上，桡动脉桡侧凹陷中。鱼际：第 1 掌骨桡侧中点，赤白肉际处。少商：拇指桡侧指甲根角侧上方 0.1 寸处。

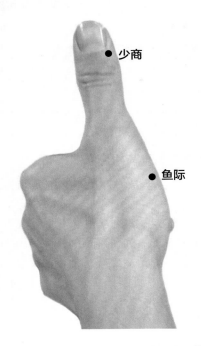

● 少商

● 鱼际

第三章 手阳明大肠经

手阳明大肠经经脉循行方向是从手走头，一侧20穴，首穴商阳，末穴迎香。

LI 1 商阳 Shāng yáng 大肠经井穴

标准定位： 在手指，食指末节桡侧，指甲根角侧上方 0.1 寸（指寸）。

刺法： 向上斜刺 0.2~0.3 寸。

功效： 清热解表，开窍苏厥。

LI 2 二间 Èr jiān 大肠经荥穴

标准定位： 在手指，第 2 掌指关节桡侧远端赤白肉际处。

刺法： 直刺 0.2~0.3 寸。

功效： 解表清热，通利咽喉。

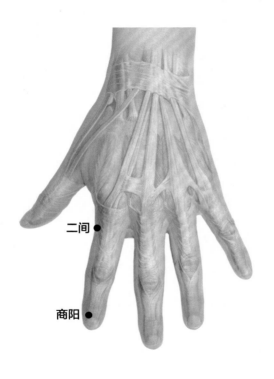

二间 ●

商阳 ●

LI 3　三间 Sān jiān 大肠经输穴

标准定位： 在手指，第 2 掌指关节桡侧近端凹陷中。

刺法： 直刺 0.3~0.5 寸。

功效： 清泄热邪，止痛利咽。

LI 4　合谷 Hé gǔ 大肠之原穴

标准定位： 在手背，第 2 掌骨桡侧的中点处。

刺法： 直刺 0.5~0.8 寸。

功效： 镇静止痛，通经活络，解表泄热。

取穴法　商阳：食指桡侧指甲根角侧上方 0.1 寸处。二间、三间：分别在第 2 掌指关节桡侧的前后凹陷中。合谷：第 1、2 掌骨之间，第 2 掌骨桡侧中点。

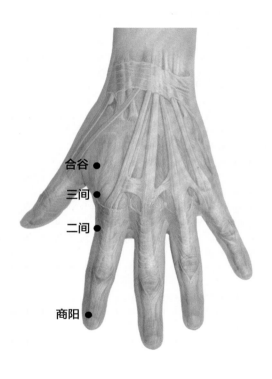

合谷 ●

三间 ●

二间 ●

商阳 ●

LI 5 阳溪 Yáng xī 大肠经经穴

标准定位： 在腕区，腕背侧远端横纹桡侧，桡骨茎突远端，解剖学"鼻烟窝"凹陷中。

刺法： 直刺 0.3~0.5 寸。

功效： 清热散风，舒筋利节。

LI 6 偏历 Piān lì 大肠经络穴

标准定位： 在前臂，腕背侧远端横纹上 3 寸，阳溪与曲池连线上。

刺法： 斜刺 0.3~0.5 寸。

功效： 清热利尿，通经活络。

LI 7 温溜 Wēn liū 大肠经郄穴

标准定位： 在前臂，腕横纹上 5 寸，阳溪与曲池连线上。

刺法： 直刺 0.5~0.8 寸。

功效： 理肠胃，清邪热。

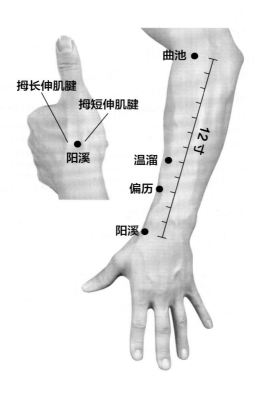

拇长伸肌腱

拇短伸肌腱

阳溪

曲池

温溜

偏历

阳溪

12寸

LI 8 下廉 Xià lián

标准定位： 在前臂，肘横纹下 4 寸，阳溪与曲池连线上。

刺法： 直刺 0.5~0.8 寸。

功效： 调肠胃，清邪热，通经络。

LI 9 上廉 Shàng lián

标准定位： 在前臂，肘横纹下 3 寸，阳溪与曲池连线上。

刺法： 直刺 0.5~0.8 寸。

功效： 调肠腑，通经络。

LI 10 手三里 Shǒu sān lǐ

标准定位： 在前臂，肘横纹下 2 寸，阳溪与曲池连线上。

刺法： 直刺 0.5~0.8 寸。

功效： 通经活络，清热明目，理气通腑。

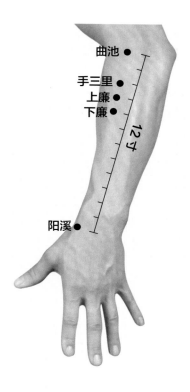

曲池 ●

手三里 ●
上廉 ●
下廉 ●

12寸

阳溪 ●

LI 11 曲池 Qū chí 大肠经合穴

标准定位：在肘区，尺泽（LU 5）与肱骨外上髁连线的中点处。

刺法：直刺 0.8~1.2 寸。

功效：清热祛风，调和营血，降逆活络。

取穴法

阳溪：在腕关节桡侧，拇长伸肌腱和拇短伸肌腱之间的凹陷中。曲池：屈肘成直角，肘横纹纹头尽端，尺泽与肱骨外上髁连线的中点。偏历、温溜、下廉、上廉、手三里：凡此五穴均在阳溪与曲池连线上，偏历在阳溪上 3 寸，温溜在阳溪上 5 寸，下廉在曲池下 4 寸，上廉在曲池下 3 寸，手三里在曲池下 2 寸。

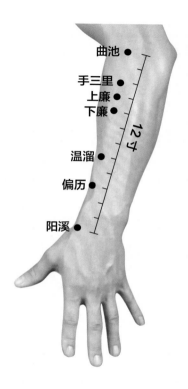

曲池 ●

手三里 ●
上廉 ●
下廉 ●

温溜 ●

偏历 ●

阳溪 ●

12寸

LI 12 肘髎 Zhǒu liáo

标准定位： 在肘区，肱骨外上髁上缘，髁上嵴的前缘。

刺法： 直刺 0.5~0.8 寸。

功效： 通经活络。

LI 13 手五里 Shǒu wǔ lǐ

标准定位： 在臂部，肘横纹上 3 寸，曲池与肩髃连线上。

刺法： 直刺 0.5~0.8 寸。

功效： 理气散结，通经活络。

LI 14 臂臑 Bì nào

标准定位： 在臂部，曲池上 7 寸，三角肌前缘处。

刺法： 直刺 0.5~1 寸，或斜刺 0.8~1.2 寸。

功效： 清热明目，祛风通络。

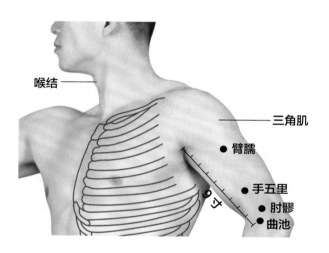

喉结

三角肌

● 臂臑

● 手五里

● 肘髎
● 曲池

6寸

LI 15　肩髃 Jiān yú

标准定位： 在肩峰前下方，当肩峰与肱骨大结节之间凹陷处。

刺法： 直刺 0.5~0.8 寸。

功效： 通利关节，疏散风热。

LI 16　巨骨 Jù gǔ

标准定位： 在肩胛区，锁骨肩峰端与肩胛冈之间凹陷中。

刺法： 直刺 0.4~0.6 寸。

功效： 通经活络。

LI 17　天鼎 Tiān dǐng

标准定位： 在颈部，横平环状软骨，胸锁乳突肌后缘。

刺法： 直刺 0.3~0.5 寸。

功效： 清咽，散结，理气，化痰。

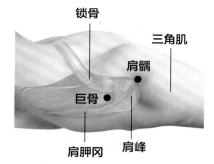

锁骨　　三角肌

肩髃

巨骨

肩胛冈　　肩峰

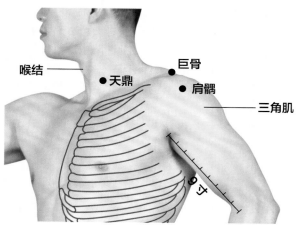

喉结　　天鼎　　巨骨

肩髃

三角肌

寸

LI 18 扶突 Fú tū

标准定位： 在胸锁乳突区，横平喉结，当胸锁乳突肌的前、后缘中间。

刺法： 直刺 0.5~0.8 寸。

功效： 清咽，散结，理气，化痰。

取穴法

肘髎：曲池穴外上方 1 寸，肱骨骨边凹陷处。**手五里、臂臑：** 此二穴均在曲池与肩髃的连线上，手五里在曲池穴上 3 寸，臂臑在三角肌止点前缘。**肩髃：** 在肩峰前下方，肩峰与肱骨大结节之间的凹陷中。上臂外展时，肩峰前方的凹陷中。**巨骨：** 锁骨肩峰端与肩胛冈之间的凹陷中。**天鼎：** 扶突下 1 寸，胸锁乳突肌后缘。**扶突：** 横平喉结，胸锁乳突肌的中间。

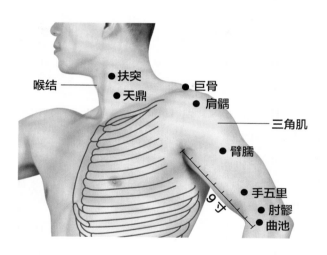

喉结

● 扶突
● 天鼎

● 巨骨
● 肩髃

三角肌

● 臂臑

9寸

● 手五里
● 肘髎
● 曲池

LI 19 口禾髎 Kǒu hé liáo

标准定位：在面部，横平人中沟上 1/3 与下 2/3 交点，鼻孔外缘直下。

刺法：直刺 0.3~0.5 寸。

功效：祛风开窍。

LI 20 迎香 Yíng xiāng

标准定位：面部，鼻翼外缘中点，鼻唇沟中。

刺法：直刺 0.1~0.2 寸，或斜刺 0.3~0.5 寸。

功效：通窍祛风，理气止痛。

取穴法

口禾髎：在鼻翼外缘之下，横平水沟穴。迎香：鼻翼外侧中点，鼻唇沟中。

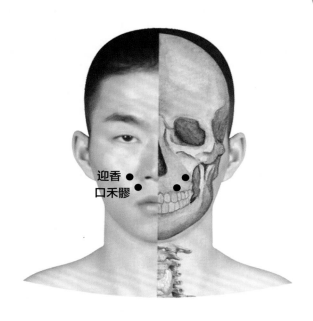

迎香 ●
口禾髎 ●

第四章　足阳明胃经

足阳明胃经经脉循行方向是从头走足，一侧45穴，首穴承泣，末穴厉兑。

ST 1　承泣 Chéng qì

标准定位： 在面部，眼球与眶下缘之间，瞳孔直下。

刺法： 紧靠眶下缘缓慢直刺 0.3~0.7 寸。

功效： 散风清热，明目止泪。

ST 2　四白 Sì bái

标准定位： 在面部，眶下孔处。

刺法： 直刺 0.2~0.3 寸。

功效： 祛风明目，通经活络。

ST 3　巨髎 Jù liáo

标准定位： 在面部，横平鼻翼下缘，瞳孔直下。

刺法： 直刺 0.3~0.6 寸。

功效： 清热息风，明目退翳。

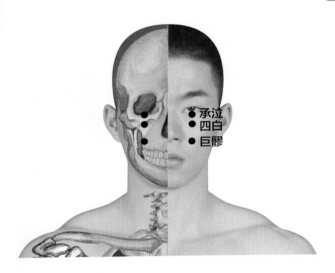

ST

承泣
四白
巨髎

ST 4 地仓 Dì cāng

标准定位: 在面部,当口角旁开 0.4 寸(指寸)。

刺法: 直刺 0.2 寸,或向颊车方向平刺 0.5~0.8 寸。

功效: 祛风止痛,舒筋活络。

取穴法

承泣: 瞳孔直下,眼球与眶下缘之间。四白: 瞳孔直下,眶下孔中。巨髎: 瞳孔直下,横平鼻翼下缘。地仓: 瞳孔直下,口角水平的交点处。

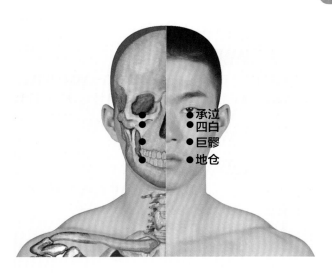

●承泣
●四白
●巨髎
●地仓

ST 5 大迎 Dà yíng

标准定位: 在面部,下颌角前方,咬肌附着部的前缘凹陷中,面动脉搏动处。

刺法: 直刺 0.2~0.3 寸。

功效: 祛风通络,消肿止痛。

ST 6 颊车 Jiá chē

标准定位: 在面部,下颌角前上方一横指(中指)。

刺法: 直刺 0.3~0.4 寸,或向地仓方向斜刺 0.7~0.9 寸。

功效: 祛风清热,开关通络。

ST 7 下关 Xià guān

标准定位: 在面部,颧弓下缘中央与下颌切迹之间凹陷处。

刺法: 直刺 0.3~0.5 寸。

功效: 消肿止痛,益气聪耳,通关利窍。

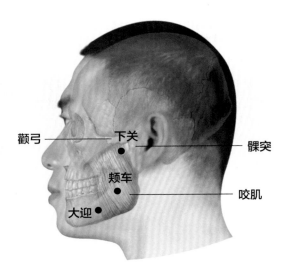

颧弓

下关

髁突

颊车

咬肌

大迎

头维 Tóu wéi

标准定位：在头部，额角发际直上 0.5 寸，头正中线旁开 4.5 寸处。

刺法：向下或向后，平刺 0.5~0.8 寸。

功效：清头明目，止痛镇痉。

取穴法

大迎：下颌角前方，咬肌附着部前缘面动脉搏动处。颊车：上、下齿咬紧时，咬肌的高点处。下关：闭口，颧弓下缘与下颌切迹之间的凹陷中。头维：额角发际直上 0.5 寸。

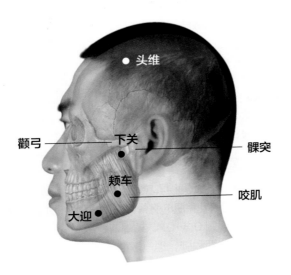

头维

颧弓 —————— 下关

髁突

颊车

咬肌

大迎

ST

ST 9 人迎 Rén yíng

标准定位： 在颈部，横平喉结，胸锁乳突肌前缘，颈总动脉搏动处。

刺法： 避开动脉直刺 0.2~0.4 寸。

功效： 利咽散结，理气降逆。

ST 10 水突 Shuǐ tū

标准定位： 在颈部，横平环状软骨，胸锁乳突肌的前缘。

刺法： 直刺 0.3~0.4 寸。

功效： 清热利咽，降逆平喘。

ST 11 气舍 Qì shè

标准定位： 在胸锁乳突肌区，锁骨上小窝，锁骨胸骨端上缘，胸锁乳突肌的胸骨头与锁骨头中间的凹陷中。

刺法： 直刺 0.3~0.4 寸。

功效： 清咽利肺，理气散结。

取穴法 **人迎：** 横平喉结，胸锁乳突肌的前缘。**水突：** 人迎与气舍连线的中点，胸锁乳突肌的前缘。**气舍：** 锁骨胸骨端上缘，胸锁乳突肌的胸骨头与锁骨头之间的凹陷处。

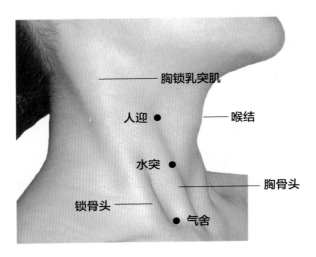

胸锁乳突肌

人迎 ●   —— 喉结

水突 ●

—— 胸骨头

锁骨头 ——

● 气舍

ST 12 缺盆 Quē pén

标准定位： 在颈外侧区，锁骨上大窝，锁骨上缘凹陷中，前正中线旁开 4 寸。

刺法： 直刺 0.2~0.4 寸。

功效： 宽胸利膈，止咳平喘。

ST 13 气户 Qì hù

标准定位： 在胸部，锁骨下缘，前正中线旁开 4 寸。

刺法： 直刺 0.2~0.4 寸。

功效： 理气宽胸，止咳平喘。

ST 14 库房 Kù fáng

标准定位： 在胸部，第 1 肋间隙，前正中线旁开 4 寸。

刺法： 向内斜刺 0.5~0.8 寸。

功效： 理气宽胸，清热化痰。

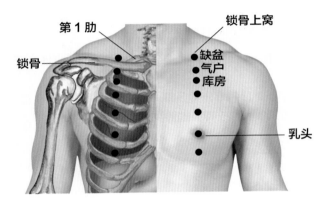

第 1 肋

锁骨

锁骨上窝

缺盆
气户
库房

乳头

ST 15 屋翳 Wū yì

标准定位： 在胸部，第2肋间隙，前正中线旁开4寸。

刺法： 直刺 0.2~0.3 寸，或向内斜刺 0.5~0.8 寸。

功效： 止咳化痰，消痈止痒。

ST 16 膺窗 Yīng chuāng

标准定位： 在胸部，第3肋间隙，前正中线旁开4寸。

刺法： 直刺 0.2~0.3 寸，或向内斜刺 0.5~0.8 寸。

功效： 止咳宁嗽，消肿清热。

ST 17 乳中 Rǔ zhōng

标准定位： 在胸部，乳头中央。

刺法： 不宜针刺。

功效： 此穴作胸部取穴标志，不作针灸治疗。

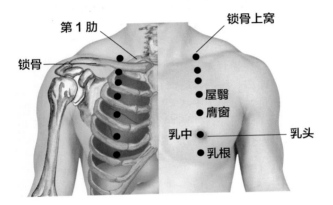

第1肋

锁骨上窝

锁骨

屋翳

膺窗

乳中 ● ——————— 乳头

乳根

ST 18 乳根 Rǔ gēn

标准定位： 在胸部，第 5 肋间隙，前正中线旁开 4 寸。

刺法： 斜刺 0.5~0.8 寸。

功效： 通乳化瘀，宣肺利气。

取穴法

缺盆： 锁骨上窝凹陷中，前正中线旁开 4 寸。

气户、库房、屋翳、膺窗、乳中、乳根： 凡此六穴均在胸部，距前正中线 4 寸，气户在锁骨下缘，库房在第 1 肋间隙，屋翳在第 2 肋间隙，膺窗在第 3 肋间隙，乳中在第 4 肋间隙，乳根在第 5 肋间隙。

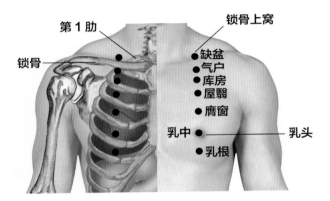

第1肋

锁骨上窝

锁骨

● 缺盆
● 气户
● 库房
● 屋翳
● 膺窗
乳中 ● ────── 乳头
● 乳根

ST 19 不容 Bù róng

标准定位：在上腹部，脐中上 6 寸，前正中线旁开 2 寸。

刺法：直刺 0.5~0.8 寸。

功效：调中和胃，理气止痛。

ST 20 承满 Chéng mǎn

标准定位：在上腹部，脐中上 5 寸，前正中线旁开 2 寸。

刺法：直刺 0.5~0.8 寸。

功效：理气和胃，降逆止呕。

ST 21 梁门 Liáng mén

标准定位：在上腹部，脐中上 4 寸，前正中线旁开 2 寸。

刺法：直刺 0.5~0.8 寸。

功效：和胃理气，健脾调中。

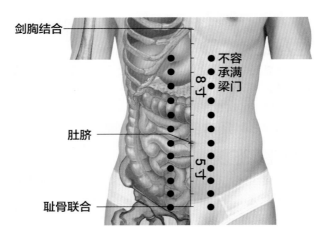

剑胸结合

不容
承满
梁门

8寸

肚脐

5寸

耻骨联合

ST

ST 22 关门 Guān mén

标准定位： 在上腹部，脐中上 3 寸，前正中线旁开 2 寸。

刺法： 直刺 0.8~1.2 寸。

功效： 调理肠胃，利水消肿。

ST 23 太乙 Tài yǐ

标准定位： 在上腹部，脐中上 2 寸，前正中线旁开 2 寸。

刺法： 直刺 0.8~1.2 寸。

功效： 涤痰开窍，镇惊安神，健脾益气，和胃消食。

ST 24 滑肉门 Huá ròu mén

标准定位： 在上腹部，脐中上 1 寸，前正中线旁开 2 寸。

刺法： 直刺 0.8~1.2 寸。

功效： 涤痰开窍，镇惊安神，理气和胃，降逆止呕。

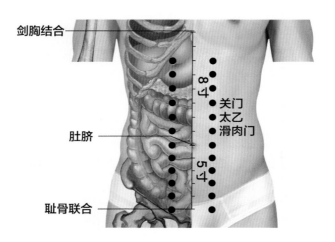

剑胸结合

8寸

关门
太乙
滑肉门

肚脐

5寸

耻骨联合

ST 25 天枢 Tiān shū 大肠之募穴

标准定位：在腹部，横平脐中，前正中线旁开2寸。

刺法：直刺0.8~1.2寸。

功效：调中和胃，理气健脾。

ST 26 外陵 Wài líng

标准定位：在下腹部，脐中下1寸，前正中线旁开2寸。

刺法：直刺0.8~1.2寸。

功效：和胃化湿，理气止痛。

ST 27 大巨 Dà jù

标准定位：在下腹部，脐中下2寸，前正中线旁开2寸。

刺法：直刺0.8~1.2寸。

功效：调肠胃，固肾气。

ST 28 水道 Shuǐ dào

标准定位：在下腹部，脐中下3寸，前正中线旁开2寸。

刺法：直刺0.8~1.2寸。

功效：利水消肿，调经止痛。

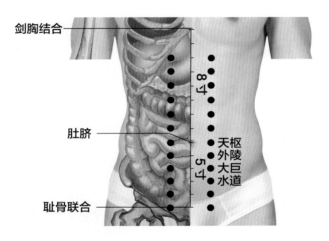

剑胸结合

8寸

肚脐

天枢
外陵
大巨
5寸
水道

耻骨联合

ST 29 归来 Guī lái

标准定位： 在下腹部，脐中下 4 寸，前下中线旁开 2 寸。

刺法： 直刺 0.8~1.2 寸。

功效： 活血化瘀，调经止痛。

ST 30 气冲 Qì chōng

标准定位： 在腹股沟区，耻骨联合上缘，前正中线旁开 2 寸，动脉搏动处。

刺法： 直刺 0.8~1.2 寸。

功效： 调经血，舒宗筋，理气止痛。

取穴法

不容、承满、梁门、关门、太乙、滑肉门、天枢、外陵、大巨、水道、归来、气冲：凡此十二穴均在腹部，距前正中线 2 寸，不容横平脐中上 6 寸，向下每个 1 寸一个穴位，依次是承满、梁门、关门、太乙、滑肉门、天枢、外陵、大巨、水道、归来、气冲。天枢横平脐中，气冲横平耻骨联合上缘。

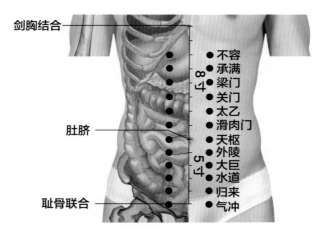

剑胸结合

不容
承满
8寸 梁门
关门
太乙
滑肉门
肚脐 天枢
外陵
5寸 大巨
水道
耻骨联合 归来
气冲

ST 31 髀关 Bì guān

标准定位: 在股前区,股直肌近端、缝匠肌与阔筋膜张肌3条肌肉之间凹陷中。

刺法: 直刺0.6~1.2寸。

功效: 强腰膝,通经络。

ST 32 伏兔 Fú tù

标准定位: 在股前区,髌底上6寸,髂前上棘与髌底外侧端的连线上。

刺法: 直刺0.6~1.2寸。

功效: 散寒化湿,疏通经络。

ST 33 阴市 Yīn shì

标准定位: 在股前区,髌底上3寸,股直肌肌腱外侧缘。

刺法: 直刺0.5~1寸。

功效: 温经散寒,理气止痛。

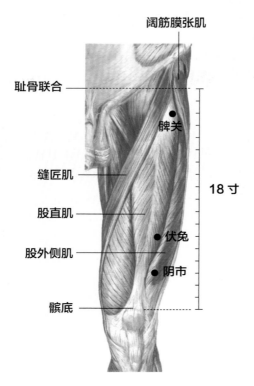

阔筋膜张肌

ST

耻骨联合

髀关

缝匠肌

18寸

股直肌

伏兔

股外侧肌

阴市

髌底

标准定位：在股前区，髌底上 2 寸，股外侧肌与股直肌肌腱之间。

刺法：直刺 0.5~0.8 寸。

功效：理气和胃，通经活络。

取穴法

髀关、伏兔、阴市、梁丘：凡此四穴均在髂前上棘与髌底外侧端连线上，髀关横平耻骨联合下缘，伏兔在髌底上 6 寸，阴市在髌底上 3 寸，梁丘在髌底上 2 寸。

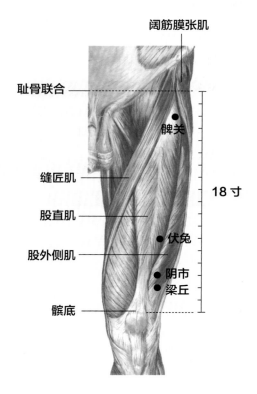

阔筋膜张肌

耻骨联合

髀关

缝匠肌

18寸

股直肌

伏兔

股外侧肌

阴市

梁丘

髌底

ST 35 犊鼻 Dú bí

标准定位: 在膝前区，髌韧带外侧凹陷中。

刺法: 稍向髌韧带内方斜刺 0.5~1.2 寸。

功效: 通经活络，消肿止痛。

ST 36 足三里 Zú sān lǐ 胃经合穴，胃之下合穴

标准定位: 在小腿前外侧，犊鼻（ST 35）下 3 寸，犊鼻（ST 35）与解溪（ST 41）连线上。

刺法: 直刺 0.5~1.5 寸。

功效: 健脾和胃，扶正培元，通经活络，升降气机。

ST 37 上巨虚 Shàng jù xū 大肠之下合穴

标准定位: 在小腿外侧，犊鼻（ST 35）下 6 寸，犊鼻（ST 35）与解溪（ST 41）连线上。

刺法: 直刺 0.5~1.2 寸。

功效: 调和肠胃，通经活络。

ST 38 条口 Tiáo kǒu

标准定位: 在小腿外侧，犊鼻（ST 35）下 8 寸，犊鼻（ST 35）与解溪（ST 41）连线上。

刺法: 直刺 0.5~0.9 寸。

功效: 舒筋活络，理气和中。

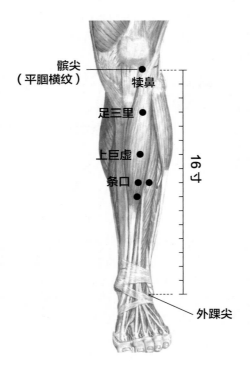

髌尖
（平腘横纹）

犊鼻

足三里

上巨虚

条口

16寸

外踝尖

下巨虚 Xià jù xū 小肠之下合穴

标准定位： 在小腿外侧，犊鼻（ST 35）下 9 寸，犊鼻（ST 35）与解溪（ST 41）连线上。

刺法： 直刺 0.5~0.9 寸。

功效： 调肠胃，通经络，安神志。

ST 40　**丰隆** Fēng lóng 胃经络穴

标准定位： 在小腿外侧，外踝尖上 8 寸，胫骨前肌的外缘。

刺法： 直刺 0.5~1.2 寸。

功效： 健脾化痰，和胃降逆，通便，开窍。

取穴法

犊鼻：屈膝，在髌韧带外侧凹陷中。足三里、上巨虚、条口、下巨虚：凡此四穴均在犊鼻与解溪的连线上，足三里在犊鼻下 3 寸，上巨虚在犊鼻下 6 寸，条口在犊鼻下 8 寸，下巨虚在犊鼻下 9 寸。丰隆：横平条口穴，胫骨前肌的外缘。

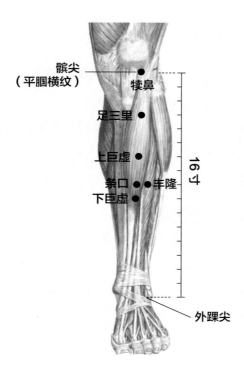

髌尖
（平腘横纹）

犊鼻

足三里

上巨虚

条口 丰隆

下巨虚

16寸

外踝尖

ST 41 解溪 Jiě xī 胃经经穴

标准定位：在踝区，踝关节前面中央凹陷中，跨长伸肌腱与趾长伸肌腱之间。

刺法：直刺 0.4~0.6 寸。

功效：舒筋活络，清胃化痰，镇惊安神。

ST 42 冲阳 Chōng yáng 胃之原穴

标准定位：在足背，第 2 跖骨基底部与中间楔状骨关节处，可触及足背动脉。

刺法：避开动脉，直刺 0.2~0.3 寸。

功效：和胃化痰，通络宁神。

ST 43 陷谷 Xiàn gǔ 胃经输穴

标准定位：在足背，第 2、3 跖骨间，第 2 跖趾关节近端凹陷中。

刺法：直刺 0.3~0.5 寸。

功效：清热解表，和胃行水，理气止痛。

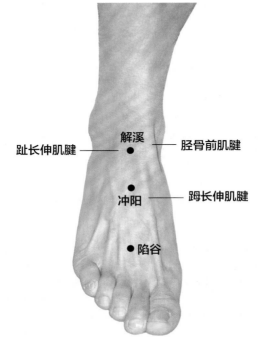

趾长伸肌腱 —— 解溪 ●

—— 胫骨前肌腱

冲阳 ●

—— 跨长伸肌腱

陷谷 ●

ST 44 内庭 Nèi tíng 胃经荥穴

标准定位： 在足背，第2、3趾间，趾蹼缘后方赤白肉际处。

刺法： 直刺或斜刺0.3~0.5寸。

功效： 清胃泻火，理气止痛。

ST 45 厉兑 Lì duì 胃经井穴

标准定位： 在足趾，第2趾末节外侧，趾甲根角侧后方0.1寸（指寸）。

刺法： 向上斜刺0.2~0.3寸。

功效： 清热和胃，苏厥醒神，通经活络。

取穴法

解溪：踝关节前面中央凹陷中，趾长伸肌腱与姆长伸肌腱之间。冲阳：解溪穴下约1.3寸，有动脉搏动的地方。陷谷和内庭：在第2、3跖趾关节之间，分别在跖趾关节的前后凹陷中。厉兑：在足第2趾外侧趾甲根角侧上方0.1寸处。

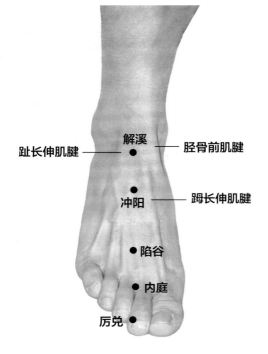

趾长伸肌腱 ————   解溪
                    ● ———— 胫骨前肌腱

                    ●
                   冲阳 ———— 跗长伸肌腱

                  ● 陷谷

                  ● 内庭

            厉兑 ●

第五章 足太阴脾经

足太阴脾经经脉循行方向是从足走腹上胸，一侧 21 穴，首穴隐白，末穴大包。

SP 1 隐白 Yǐn bái 脾经井穴

标准定位： 在足趾，大趾末节内侧，趾甲根角侧后方 0.1 寸（指寸）。

刺法： 斜刺 0.1 寸。

功效： 调经统血，健脾回阳。

SP 2 大都 Dà dū 脾经荥穴

标准定位： 在足趾，第 1 跖趾关节远端赤白肉际凹陷中。

刺法： 直刺 0.3~0.5 寸。

功效： 泄热止痛，健脾和中。

SP

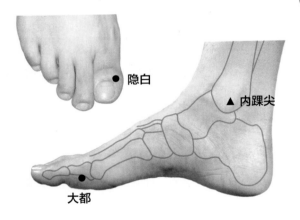

隐白

▲ 内踝尖

大都

SP 3 太白 Tài bái 脾经输穴，脾之原穴

标准定位：在跖区，第 1 跖趾关节近端赤白肉际凹陷中。

刺法：直刺 0.3~0.5 寸。

功效：健脾和胃，清热化湿。

SP 4 公孙 Gōng sūn 脾经络穴，八脉交会穴——通冲脉

标准定位：在跖区，当第 1 跖骨底的前下缘赤白肉际处。

刺法：直刺 0.5~0.8 寸。

功效：健脾胃，调冲任。

SP 5 商丘 Shāng qiū 脾经经穴

标准定位：在踝区，内踝前下方，舟骨粗隆与内踝尖连线中点凹陷中。

刺法：直刺 0.3~0.5 寸。

功效：健脾化湿，通调肠胃。

取穴法 隐白：在足大趾内侧趾甲根角侧上方 0.1 寸处。大都：第 1 跖趾关节内侧远端赤白肉际处。太白：第 1 跖趾关节内侧近端赤白肉际处。公孙：第 1 跖骨基底前下方凹陷处。商丘：在内踝前下方凹陷中。

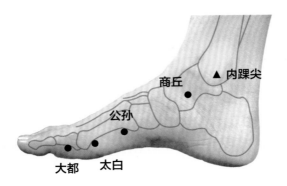

商丘

▲ 内踝尖

公孙

大都　太白

SP 6 三阴交 Sān yīn jiāo

标准定位：在小腿内侧，内踝尖上 3 寸，胫骨内侧缘后际。

刺法：直刺 0.5~1 寸。

功效：健脾胃，益肝肾，调经带。

SP 7 漏谷 Lòu gǔ

标准定位：在小腿内侧，内踝尖上 6 寸，胫骨内侧缘后际。

刺法：直刺 0.5~0.8 寸。

功效：健脾和胃，利尿除湿。

SP 8 地机 Dì jī 脾经郄穴

标准定位：在小腿内侧，阴陵泉（SP9）下 3 寸，胫骨内侧缘后际。

刺法：直刺 0.5~0.8 寸。

功效：健脾渗湿，调经止带。

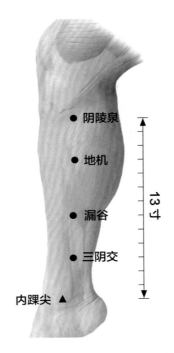

● 阴陵泉

● 地机

13寸

● 漏谷

● 三阴交

内踝尖 ▲

阴陵泉 Yīn líng quán *脾经合穴*

标准定位：在小腿内侧，胫骨内侧髁下缘与胫骨内侧缘之间的凹陷中。

刺法：直刺 0.5~0.8 寸。

功效：清利湿热，健脾理气，益肾调经，通经活络。

取穴法

三阴交、漏谷、地机和阴陵泉：先取三阴交和阴陵泉。三阴交在内踝尖直上 3 寸，胫骨后缘，阴陵泉在胫骨内侧髁下缘凹陷中。漏谷和地机位于两穴连线上，漏谷在三阴交上 3 寸，地机在阴陵泉下 3 寸。

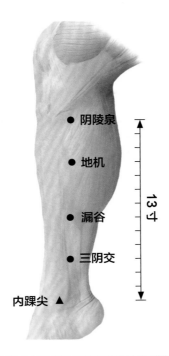

● 阴陵泉

● 地机

● 漏谷

● 三阴交

13寸

内踝尖 ▲

SP 10 血海 Xuè hǎi

标准定位: 在股前区,髌底内侧端上 2 寸,股内侧肌隆起处。

刺法: 直刺 0.8~1 寸。

功效: 调经统血,健脾化湿。

SP 11 箕门 Jī mén

标准定位: 在股前区,髌底内侧端与冲门的连线上 1/3 与 2/3 交点处,长收肌和缝匠肌交角的动脉搏动处。

刺法: 直刺 0.3~0.5 寸。

功效: 健脾渗湿,通利下焦。

取穴法

血海:绷腿时,股内侧肌肌腹的高点,髌底内侧端上 2 寸。箕门:绷腿时,股内侧肌的尾端,长收肌与缝匠肌交角处,血海上 6 寸。

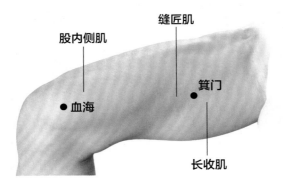

股内侧肌

缝匠肌

● 血海

箕门

长收肌

SP 12 冲门 Chōng mén

标准定位：在腹股沟区，腹股沟斜纹中，髂外动脉搏动处的外侧。

刺法：直刺 0.5~0.7 寸。

功效：健脾化湿，理气解痉。

SP 13 府舍 Fǔ shè

标准定位：在下腹部，脐中下 4.3 寸，前正中线旁开 4 寸。

刺法：直刺 0.5~0.8 寸。

功效：健脾理气，散结止痛。

SP 14 腹结 Fù jié

标准定位：在下腹部，脐中下 1.3 寸，前正中线旁开 4 寸。

刺法：直刺 0.8~1.2 寸。

功效：健脾温中，宣通降逆。

SP 15 大横 Dà héng

标准定位：在腹部，脐中旁开 4 寸。

刺法：直刺 0.8~1.2 寸。

功效：温中散寒，调理肠胃。

SP

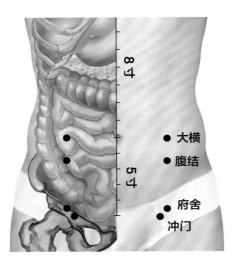

8寸

5寸

● 大横

● 腹结

● 府舍

冲门

SP 16 腹哀 Fù āi

标准定位： 在上腹部，脐中上3寸，前正中线旁开4寸。

刺法： 直刺0.5~0.8寸。

功效： 健脾和胃，理气调肠。

SP 17 食窦 Shí dòu

标准定位： 在胸部，第5肋间隙，前正中线旁开6寸。

刺法： 斜刺0.5~0.8寸。

功效： 宣肺平喘，健脾和中，利水消肿。

SP 18 天溪 Tiān xī

标准定位： 在胸部，第4肋间隙，前正中线旁开6寸。

刺法： 平刺或斜刺0.5~0.8寸。

功效： 宽胸理气，止咳通乳。

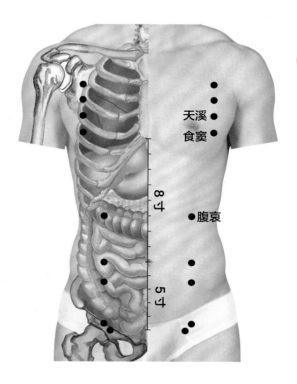

天溪

食窦

8寸

腹哀

5寸

SP 19 胸乡 Xiōng xiāng

标准定位： 在胸部，第 3 肋间隙，前正中线旁开 6 寸。

刺法： 斜刺 0.5~0.8 寸。

功效： 宣肺止咳，理气止痛。

SP 20 周荣 Zhōu róng

标准定位： 在胸部，第 2 肋间隙，前正中线旁开 6 寸。

刺法： 平刺或斜刺 0.5~0.8 寸。

功效： 宣肺平喘，理气化痰。

取穴法

冲门：横平耻骨联合上缘，前正中线旁开 3.5 寸。府舍、腹结、大横、腹哀：凡此四穴均在腹部，距前正中线 4 寸，府舍横平脐中下 4.3 寸，腹结横平脐中下 1.3 寸，大横横平脐中，腹哀横平脐中上 3 寸。食窦、天溪、胸乡、周荣：凡此四穴均在胸部，距前正中线 6 寸，食窦在第 5 肋间隙，天溪在第 4 肋间隙，胸乡在第 3 肋间隙，周荣在第 2 肋间隙。

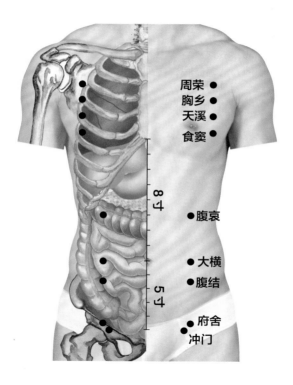

周荣 ●
胸乡 ●
天溪 ●
食窦 ●

8寸

● 腹哀

● 大横

● 腹结

5寸

● 府舍
冲门

SP 21 大包 Dà bāo 脾之大络

标准定位：在胸外侧区，第 6 肋间隙，在腋中线上。

刺法：斜刺 0.5~0.8 寸。

功效：宽胸益脾，调理气血。

取穴法

　　大包：在腋中线上，第 6 肋间隙。

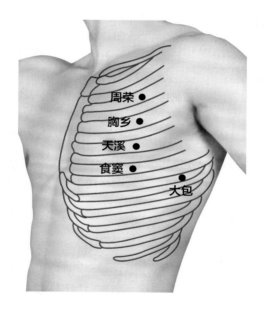

周荣 ●
胸乡 ●
天溪 ●
食窦 ●
大包 ●

第六章　手少阴心经

手少阴心经经脉循行方向是从胸走手，一侧9穴，首穴极泉，末穴少冲。

HT 1　极泉 Jí quán

标准定位： 在腋区，腋窝中央，腋动脉搏动处。

刺法： 避开动脉，直刺 0.2~0.3 寸。

功效： 宽胸理气，通经活络。

HT 2　青灵 Qīng líng

标准定位： 在臂前区，肘横纹上 3 寸，肱二头肌的内侧沟中。

刺法： 直刺 0.3~0.5 寸。

功效： 理气通络，宁心安神。

HT 3　少海 Shào hǎi 心经合穴

标准定位： 在肘前区，横平肘横纹，肱骨内上髁前缘。

刺法： 直刺 0.5~0.8 寸。

功效： 理气通络，宁心安神。

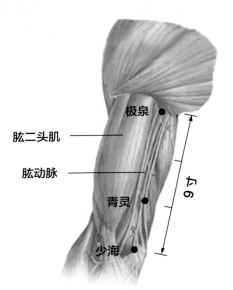

肱二头肌

肱动脉

极泉 ●

青灵 ●

少海 ●

9寸

HT 4　灵道 Líng dào 心经经穴

　　标准定位： 在前臂前区，腕掌侧远端横纹上 1.5 寸，尺侧腕屈肌腱的桡侧缘。

　　刺法： 直刺 0.3~0.4 寸。

　　功效： 宁心安神，活血通络。

HT 5　通里 Tōng lǐ 心经络穴

　　标准定位： 在前臂前区，腕掌侧远端横纹上 1 寸，尺侧腕屈肌腱的桡侧缘。

　　刺法： 直刺 0.2~0.5 寸。

　　功效： 安神志，清虚热，通经活络。

HT 6　阴郄 Yīn xì 心经郄穴

　　标准定位： 在前臂前区，腕掌侧远端横纹上 0.5 寸，尺侧腕屈肌腱的桡侧缘。

　　刺法： 直刺 0.2~0.5 寸。

　　功效： 清心安神，固表开音。

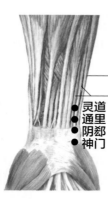

尺侧腕屈肌腱
尺神经及尺动脉

● 灵道
● 通里
● 阴郄
● 神门

神门
腕掌侧远端横纹
● 阴郄
● 通里
● 灵道
尺侧腕屈肌腱

HT 7 神门 Shén mén 心经原穴，心之输穴

标准定位： 在腕前区，腕掌侧远端横纹尺侧端，尺侧腕屈肌腱的桡侧缘。

刺法： 直刺 0.3~0.4 寸。

功效： 宁心安神，通经活络。

取穴法

极泉： 腋窝顶点正中央，腋动脉搏动处。**青灵：** 肘横纹上 3 寸，肱二头肌的尺侧沟中。**少海：** 屈肘，肘横纹内侧纹头端。**灵道、通里、阴郄、神门：** 凡此四穴均在尺侧腕屈肌腱的桡侧缘，神门位于腕掌侧远端横纹上，然后向近心端方向，每隔 0.5 寸一个穴位，依次为阴郄、通里、灵道。

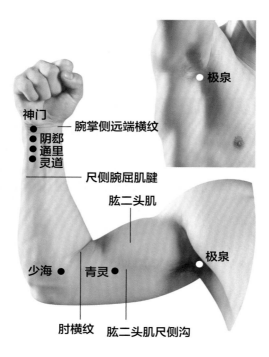

极泉

神门
腕掌侧远端横纹
阴郄
通里
灵道
尺侧腕屈肌腱
肱二头肌
极泉
少海
青灵
肘横纹
肱二头肌尺侧沟

HT 8 **少府 Shào fǔ** 心经荥穴

标准定位： 在手掌，横平第5掌指关节近端，第4、5掌骨之间。

刺法： 直刺 0.2~0.3 寸。

功效： 清心泻火，理气活络。

HT 9 **少冲 Shào chōng** 心经井穴

标准定位： 在手指，小指末节桡侧，指甲根角侧上方 0.1 寸（指寸）。

刺法： 斜刺 0.1 寸。

功效： 清热息风，醒神开窍，理血通经。

取穴法 **少府：** 第4、5掌骨之间，横平第5掌指关节近端。**少冲：** 小指桡侧指甲根角侧上方 0.1 寸处。

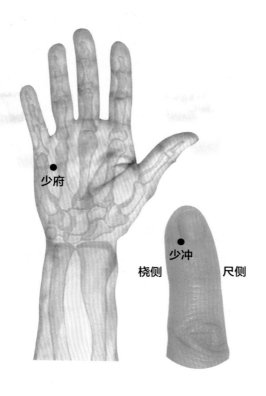

少府

少冲

桡侧　　尺侧

第七章　手太阳小肠经

手太阳小肠经经脉循行方向是从手走头，一侧19穴，首穴少泽，末穴听宫。

SI 1　少泽 Shào zé　小肠经井穴

标准定位： 在手指，小指末节尺侧，距指甲根角侧上方 0.1 寸（指寸）。

刺法： 斜刺 0.1 寸。

功效： 清热通乳，散瘀利窍。

SI 2　前谷 Qián gǔ　小肠经荥穴

标准定位： 在手指，第 5 掌指关节尺侧远端赤白肉际凹陷中。

刺法： 直刺 0.2~0.3 寸。

功效： 疏风散热，清头明目，通经活络。

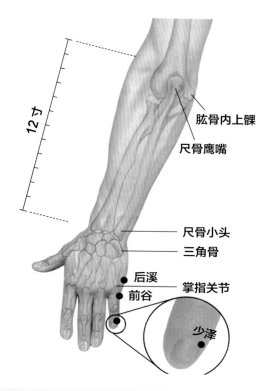

12寸

肱骨内上髁

尺骨鹰嘴

尺骨小头

三角骨

后溪

前谷

掌指关节

少泽

SI 3 后溪 Hòu xī 小肠经输穴、八脉交会穴——通督脉

标准定位： 在手内侧，第 5 掌指关节尺侧近端赤白肉际凹陷中。

刺法： 直刺 0.5~0.8 寸。

功效： 清头明目，安神定志，通经活络。

SI 4 腕骨 Wàn gǔ 小肠之原穴

标准定位： 在腕区，第 5 掌骨基底与三角骨之间的赤白肉际凹陷中。

刺法： 直刺 0.3~0.5 寸。

功效： 利湿退黄，通窍活络，增液生津。

SI 5 阳谷 Yáng gǔ 小肠经经穴

标准定位： 在腕后区，尺骨茎突与三角骨之间的凹陷中。

刺法： 直刺 0.3~0.4 寸。

功效： 清心明目，镇惊聪耳。

SI 6 养老 Yǎng lǎo 小肠经郄穴

标准定位： 在前臂后区，腕背横纹上 1 寸，尺骨头桡侧凹陷中。

刺法： 掌心向胸，向肘方向斜刺 0.5~0.8 寸。

功效： 明目清热，舒筋活络。

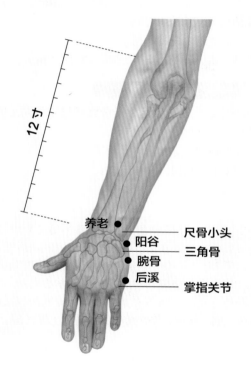

12 寸

养老 ●
阳谷 ●   尺骨小头
腕骨 ●   三角骨
后溪 ●   掌指关节

SI 7 支正 Zhī zhèng 小肠经络穴

标准定位：在前臂后区，腕背侧远端横纹上 5 寸，尺骨尺侧与尺侧腕屈肌之间。

刺法：直刺 0.3~0.5 寸。

功效：清热解毒，安神定志，通经活络。

SI 8 小海 Xiǎo hǎi 小肠经合穴

标准定位：在肘后区，尺骨鹰嘴与肱骨内上髁之间凹陷中。

刺法：直刺 0.2~0.3 寸。

功效：清热祛风，宁神定志。

取穴法

少泽：小指尺侧指甲根角侧上方 0.1 寸处。前谷和后溪：分别在第 5 掌指关节尺侧的前后凹陷中。腕骨和阳谷：分别在腕部三角骨的前后凹陷中。养老：尺骨小头桡侧的骨缝中，屈肘掌心向胸，转手骨开处。支正：阳谷穴上 5 寸，尺骨尺侧与尺侧腕屈肌之间。小海：尺骨鹰嘴和肱骨内上髁之间。

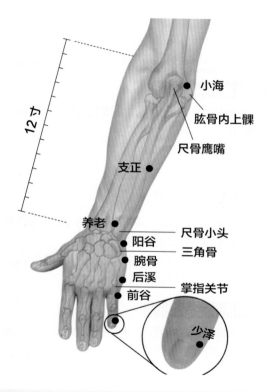

12寸

小海

肱骨内上髁

尺骨鹰嘴

支正

养老

尺骨小头

阳谷

三角骨

腕骨

后溪

前谷

掌指关节

少泽

SI 9　肩贞 Jiān zhēn

标准定位： 在肩胛区，肩关节后下方，腋后纹头直上 1 寸。

刺法： 直刺 0.4~1 寸。

功效： 清热止痛，通络聪耳。

SI 10　臑俞 Nào shù

标准定位： 在肩胛区，腋后纹头直上，肩胛冈下缘凹陷中。

刺法： 直刺 0.6~1 寸。

功效： 舒筋活络，消肿化痰。

SI 11　天宗 Tiān zōng

标准定位： 在肩胛区，肩胛冈中点与肩胛骨下角连线上 1/3 与 2/3 交点凹陷中。

刺法： 直刺 0.5~0.7 寸。

功效： 通经活络，理气消肿。

SI 12　秉风 Bǐng fēng

标准定位： 在肩胛区，肩胛冈中点上方冈上窝中。

刺法： 直刺 0.3 寸。

功效： 疏风活络，止咳化痰。

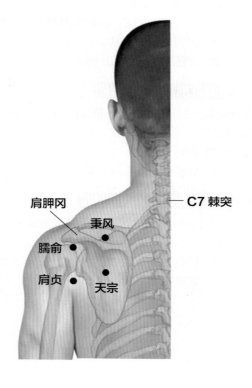

肩胛冈

秉风

臑俞

肩贞

天宗

C7 棘突

SI 13　曲垣 Qū yuán

标准定位：在肩胛区，肩胛冈内侧端上缘凹陷中。

刺法：直刺 0.3~0.5 寸。

功效：舒筋活络，散风止痛。

SI 14　肩外俞 Jiān wài shù

标准定位：在脊柱区，第 1 胸椎棘突下，后正中线旁开 3 寸。

刺法：斜刺 0.3~0.6 寸。

功效：舒筋活络，散风止痛。

SI 15　肩中俞 Jiān zhōng shù

标准定位：在脊柱区，第 7 颈椎棘突下，后正中线旁开 2 寸。

刺法：斜刺 0.3~0.6 寸。

功效：宣肺解表，活络止痛。

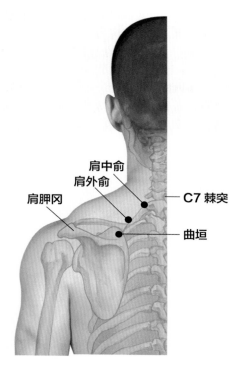

肩中俞
肩外俞
肩胛冈
C7 棘突
曲垣

肩贞： 上臂内收，当腋后纹头直上1寸处。**臑俞：** 肩贞穴直上，肩胛冈的下缘。**天宗：** 在肩胛冈中点与肩胛骨下角连线的上1/3与下2/3交点凹陷中。**秉风：** 肩胛冈中点上方，冈上窝凹陷中。**曲垣：** 肩胛冈上缘内侧端凹陷中。**肩外俞：** 横平第1胸椎棘突下缘，后正中线旁开3寸。**肩中俞：** 横平第7颈椎棘突下缘，后正中线旁开2寸。

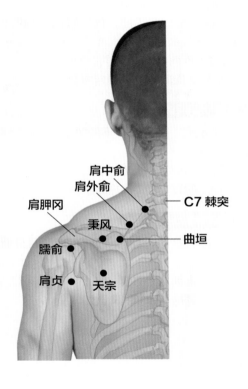

肩中俞

肩外俞

肩胛冈

秉风

C7 棘突

臑俞

曲垣

肩贞

天宗

SI 16 天窗 Tiān chuāng

标准定位：在颈部，横平喉结，胸锁乳突肌的后缘。

刺法：直刺 0.3~0.5 寸。

功效：利咽聪耳，祛风定志。

SI 17 天容 Tiān róng

标准定位：在颈部，下颌角后方，胸锁乳突肌的前缘凹陷中。

刺法：直刺 0.5~0.8 寸。

功效：聪耳利咽，清热降逆。

SI 18 颧髎 Quán liáo

标准定位：在面部，颧骨下缘，目外眦直下凹陷中。

刺法：直刺 0.2~0.3 寸。

功效：清热消肿，祛风通络。

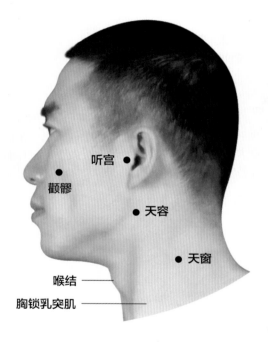

SI

听宫 ●

颧髎

● 天容

● 天窗

喉结 ———

胸锁乳突肌 ———

标准定位：在面部，耳屏正中与下颌骨髁突之间的凹陷中。

刺法：直刺 0.5~1 寸。

功效：宣开耳窍，宁神定志。

取穴法

天窗：横平结喉，胸锁乳突肌的后缘。天容：横平下颌角，胸锁乳突肌的前缘。颧髎：在目外眦直下，颧骨下缘凹陷中。听宫：微张口，耳屏与下颌骨髁突之间的凹陷中。

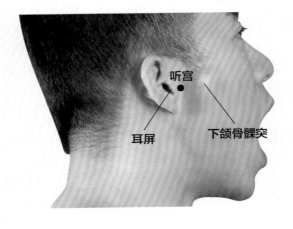

听宫

耳屏

下颌骨髁突

第八章　足太阳膀胱经

足太阳膀胱经经脉循行方向是从头走足，一侧 67 穴，首穴睛明，末穴至阴。

BL 1　睛明 Jīng míng

标准定位： 在面部，目内眦内上方眶内侧壁凹陷中。

刺法： 嘱患者闭目，左手将眼球推向外侧固定，针沿眼眶边缘缓缓刺入 0.3~0.5 寸。

功效： 明目退翳，祛风清热。

BL 2　攒竹 Cuán zhú

标准定位： 在面部，眉头凹陷中，额切迹处。

刺法： 治疗眼病，可向下斜刺 0.3~0.5 寸；治疗头痛，面瘫，可平刺透鱼腰。

功效： 清热散风，活络明目。

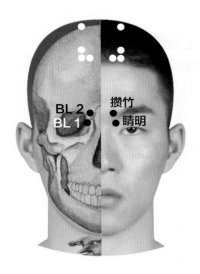

BL

BL 2　攒竹

BL 1　睛明

BL 3　眉冲 Méi chōng

标准定位: 在头部,额切迹直上入发际 0.5 寸。

刺法: 平刺 0.3~0.5 寸。

功效: 明目安神,祛风通络。

BL 4　曲差 Qū chā

标准定位: 在头部,前发际正中直上 0.5 寸,旁开 1.5 寸。

刺法: 平刺 0.3~0.5 寸。

功效: 清头明目,通窍安神。

BL 5　五处 Wǔ chù

标准定位: 在头部,前发际正中直上 1.0 寸,旁开 1.5 寸。

刺法: 平刺 0.3~0.5 寸。

功效: 清头明目,泄热息风。

BL 6　承光 Chéng guāng

标准定位: 在头部,前发际正中直上 2.5 寸,旁开 1.5 寸。

刺法: 平刺 0.3~0.5 寸。

功效: 清热散风,明目通窍。

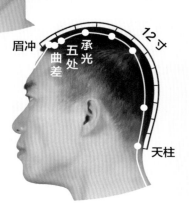

承光

BL 6

BL 5
BL 4

BL 3

BL 2

BL 1

五处
曲差

眉冲

BL

眉冲

曲差

五处

承光

12寸

天柱

BL 7　通天 Tōng tiān

标准定位：在头部，前发际正中直上 4.0 寸，旁开 1.5 寸处。

刺法：平刺 0.3~0.5 寸。

功效：宣肺利鼻，散风清热。

BL 8　络却 Luò què

标准定位：在头部，前发际正中直上 5.5 寸，旁开 1.5 寸。

刺法：平刺 0.3~0.5 寸。

功效：祛风清热，明目通窍。

BL 9　玉枕 Yù zhěn

标准定位：在头部，后发际正中直上 2.5 寸，旁开 1.3 寸。

刺法：平刺 0.3~0.5 寸。

功效：开窍明目，通经活络。

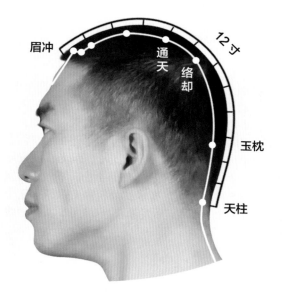

眉冲

通天

络却

12寸

BL

玉枕

天柱

BL 10 天柱 Tiān zhù

标准定位： 在颈后区，横平第 2 颈椎棘突上际，斜方肌外缘凹陷中。

刺法： 直刺 0.5~1 寸。

功效： 强筋骨，安神志，清头目。

取穴法

睛明： 目内眦内上方与眶内侧壁之间的凹陷中。**攒竹：** 眉毛内侧端凹陷中。**眉冲：** 攒竹直上，入发际 0.5 寸处。**曲差、五处、承光、通天、络却：** 凡此五穴均在头正中线旁开 1.5 寸，曲差在前发际直上 0.5 寸，五处在前发际直上 1 寸，承光在前发际直上 2.5 寸，通天在前发际直上 4 寸，络却在前发际直上 5.5 寸。**玉枕：** 横平枕外粗隆上缘，头正中线旁开 1.3 寸。**天柱：** 后发际直上 0.5 寸，头正中线旁开 1.3 寸。

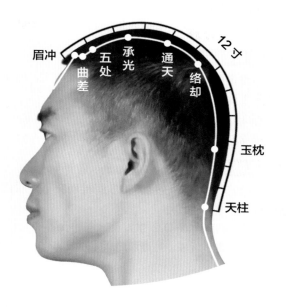

眉冲

五处 承光 通天

曲差 络却

12寸

BL

玉枕

天柱

BL 11 大杼 Dà zhù 八会穴之骨会

标准定位: 在脊柱区,当第 1 胸椎棘突下,后正中线旁开 1.5 寸。

刺法: 斜刺 0.5~0.8 寸。

功效: 清热散风,强健筋骨。

BL 12 风门 Fēng mén

标准定位: 在脊柱区,第 2 胸椎棘突下,后正中线旁开 1.5 寸。

刺法: 斜刺 0.5~0.8 寸。

功效: 益气固表,祛风解表,泄胸中热。

BL 13 肺俞 Fèi shù 肺之背俞穴

标准定位: 在脊柱区,第 3 胸椎棘突下,后正中线旁开 1.5 寸。

刺法: 斜刺 0.5~0.8 寸。

功效: 清热解表,宣理肺气。

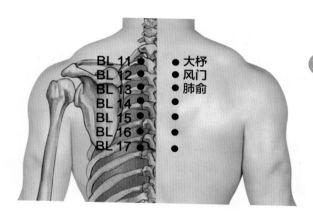

BL 11 ● ● 大杼
BL 12 ● ● 风门
BL 13 ● ● 肺俞
BL 14 ● ●
BL 15 ● ●
BL 16 ● ●
BL 17 ● ●

BL

BL 14 厥阴俞 Jué yīn shù *心包之背俞穴*

标准定位：在脊柱区，当第4胸椎棘突下，后正中线旁开1.5寸。

刺法：斜刺0.5~0.8寸。

功效：活血理气，清心宁志。

BL 15 心俞 Xīn shù *心之背俞穴*

标准定位：在脊柱区，第5胸椎棘突下，后正中线旁开1.5寸。

刺法：斜刺0.5~0.8寸。

功效：调气血，通心络，宁心神。

BL 16 督俞 Dū shù

标准定位：在脊柱区，第6胸椎棘突下，后正中线旁开1.5寸。

刺法：斜刺0.5~0.8寸。

功效：理气活血，强心通脉。

BL 17 膈俞 Gé shù *八会穴之血会*

标准定位：在脊柱区，第7胸椎棘突下，后正中线旁开1.5寸。

刺法：斜刺0.5~0.8寸。

功效：理气降逆，活血通脉。

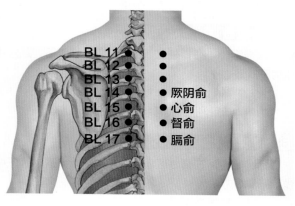

BL 11 ●
BL 12 ●
BL 13 ●
BL 14 ● 厥阴俞
BL 15 ● 心俞
BL 16 ● 督俞
BL 17 ● 膈俞

BL 18　肝俞 Gān shù 肝之背俞穴

　　标准定位：在脊柱区，第 9 胸椎棘突下，后正中线旁开 1.5 寸。

　　刺法：斜刺 0.5~0.8 寸。

　　功效：疏肝理气，利胆解郁。

BL 19　胆俞 Dǎn shù 胆之背俞穴

　　标准定位：在脊柱区，第 10 胸椎棘突下，后正中线旁开 1.5 寸。

　　刺法：斜刺 0.5~0.8 寸。

　　功效：疏肝利胆，养阴清热，和胃降逆。

BL 20　脾俞 Pí shù 脾之背俞穴

　　标准定位：在脊柱区，第 11 胸椎棘突下，后正中线旁开 1.5 寸。

　　刺法：直刺 0.5~0.8 寸。

　　功效：健脾统血，和胃益气。

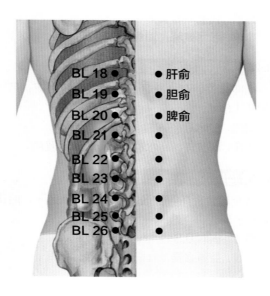

BL 18 ●   ● 肝俞
BL 19 ●   ● 胆俞
BL 20 ●   ● 脾俞
BL 21 ●   ●
BL 22 ●   ●
BL 23 ●   ●
BL 24 ●   ●
BL 25 ●   ●
BL 26 ●   ●

BL

BL 21 胃俞 Wèi shù 胃之背俞穴

标准定位： 在脊柱区，第 12 胸椎棘突下，后正中线旁开 1.5 寸。

刺法： 直刺 0.5~0.8 寸。

功效： 和胃健脾，消食利湿。

BL 22 三焦俞 Sān jiāo shù 三焦之背俞穴

标准定位： 在脊柱区，第 1 腰椎棘突下，后正中线旁开 1.5 寸。

刺法： 直刺 0.8~1 寸。

功效： 调三焦，利水道，益元气，强腰膝。

BL 23 肾俞 Shèn shù 肾之背俞穴

标准定位： 在脊柱区，第 2 腰椎棘突下，后正中线旁开 1.5 寸。

刺法： 直刺 0.8~1 寸。

功效： 益肾强腰，壮阳利水，明目聪耳。

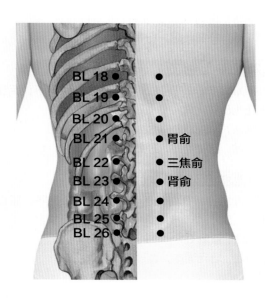

BL 18 ●
BL 19 ●
BL 20 ●
BL 21 ●
BL 22 ●
BL 23 ●
BL 24 ●
BL 25 ●
BL 26 ●

●
●
●
● 胃俞
● 三焦俞
● 肾俞
●
●
●

BL

BL 24 气海俞 Qì hǎi shù

标准定位： 在脊柱区，第 3 腰椎棘突下，后正中线旁开 1.5 寸。

刺法： 直刺 0.8~1 寸。

功效： 补肾壮阳，行气活血。

BL 25 大肠俞 Dà cháng shù 大肠之背俞穴

标准定位： 在脊柱，当第 4 腰椎棘突下，后正中线旁开 1.5 寸。

刺法： 直刺 0.8~1 寸。

功效： 疏调肠胃，理气化滞。

BL 26 关元俞 Guān yuán shù

标准定位： 在脊柱区，第 5 腰椎棘突下，后正中线旁开 1.5 寸。

刺法： 直刺 0.8~1 寸。

功效： 培元固本，调理下焦。

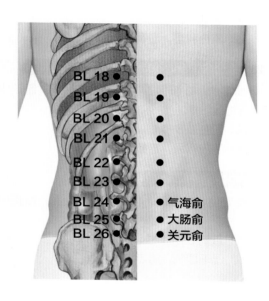

BL 18 ●　　●
BL 19 ●　　●
BL 20 ●　　●
BL 21 ●　　●
BL 22 ●　　●
BL 23 ●　　●
BL 24 ●　　● 气海俞
BL 25 ●　　● 大肠俞
BL 26 ●　　● 关元俞

BL

BL 27 小肠俞 Xiǎo cháng shù 小肠之背俞穴

标准定位：在骶区，横平第 1 骶后孔，骶正中嵴旁开 1.5 寸。

刺法：直刺 0.8~1 寸。

功效：清热利湿，通调二便。

BL 28 膀胱俞 Páng guāng shù 膀胱之背俞穴

标准定位：在骶区，横平第 2 骶后孔，骶正中嵴旁开 1.5 寸。

刺法：直刺 0.8~1 寸。

功效：清热利尿，培补下元。

BL 29 中膂俞 Zhōng lǚ shù

标准定位：在骶区，横平第 3 骶后孔，骶正中嵴旁开 1.5 寸。

刺法：直刺 0.8~1 寸。

功效：温阳理气，清热散寒。

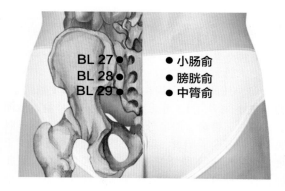

BL 27● ● 小肠俞
BL 28● ● 膀胱俞
BL 29● ● 中膂俞

标准定位： 在骶区，横平第 4 骶后孔，骶正中嵴旁开 1.5 寸。

刺法： 直刺 0.8~1 寸。

功效： 调理下焦，温经活络。

取穴法

大杼、风门、肺俞、厥阴俞、心俞、督俞、膈俞、肝俞、胆俞、脾俞、胃俞、三焦俞、肾俞、气海俞、大肠俞、关元俞、小肠俞、膀胱俞、中膂俞、白环俞：凡此二十穴均在膀胱经背部第 1 侧线上，即后正中线旁开 1.5 寸，大杼、风门、肺俞、厥阴俞、心俞、督俞、膈俞分别横平第 1 至第 7 胸椎棘突下缘，肝俞、胆俞、脾俞、胃俞分别横平第 9 至第 12 胸椎棘突下缘，三焦俞、肾俞、气海俞、大肠俞、关元俞分别横平第 1 至第 5 腰椎棘突下缘，小肠俞、膀胱俞、中膂俞、白环俞分别横平第 1 至第 4 骶后孔。

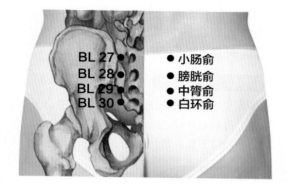

BL 27● ●小肠俞
BL 28● ●膀胱俞
BL 29● ●中膂俞
BL 30● ●白环俞

BL

BL 31 上髎 Shàng liáo

标准定位：在骶区，正对第 1 骶后孔中。

刺法：直刺 0.8~1 寸。

功效：补益下焦，清热利湿。

BL 32 次髎 Cì liáo

标准定位：在骶区，正对第 2 骶后孔中。

刺法：直刺 0.8~1 寸。

功效：补益下焦，清热利湿。

BL 33 中髎 Zhōng liáo

标准定位：在骶区，正对第 3 骶后孔中。

刺法：直刺 0.8~1 寸。

功效：补益下焦，清热利湿。

BL 34 下髎 Xià liáo

标准定位：在骶区，正对第 4 骶后孔中。

刺法：直刺 0.8~1 寸。

功效：补益下焦，清热利湿。

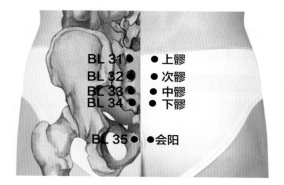

BL 31 ● ● 上髎
BL 32 ● ● 次髎
BL 33 ● ● 中髎
BL 34 ● ● 下髎

BL 35 ● ● 会阳

(BL 35) 会阳 Huì yáng

标准定位：在骶区，尾骨端旁开 0.5 寸。

刺法：直刺 0.8~1 寸。

功效：清热利湿，理气升阳。

(BL 36) 承扶 Chéng fú

标准定位：在股后区，臀沟的中点。

刺法：直刺 1.5~2.5 寸。

功效：舒筋活络，通调二便。

(BL 37) 殷门 Yīn mén

标准定位：在股后区，臀沟下 6 寸，股二头肌与半腱肌之间。

刺法：直刺 1.5~2.5 寸。

功效：舒筋通络，强健腰腿。

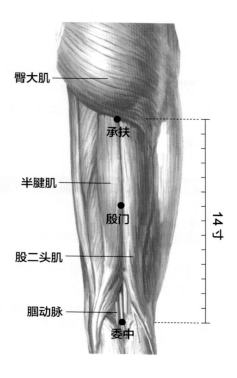

臀大肌

承扶

半腱肌

殷门

股二头肌

腘动脉

委中

14寸

BL 38　浮郄 Fú xì

　　标准定位：在膝后区，腘横纹上 1 寸，股二头肌腱的内侧缘。

　　刺法：直刺 0.5~1 寸。

　　功效：通经活络，舒筋利节。

BL 39　委阳 Wěi yáng　三焦之下合穴

　　标准定位：在膝部，腘横纹上，当股二头肌腱内侧缘。

　　刺法：直刺 0.5~1 寸。

　　功效：通利三焦，舒筋通络。

BL 40　委中 Wěi zhōng　膀胱经合穴，膀胱之下合穴

　　标准定位：在膝后区，腘横纹中点。

　　刺法：直刺 0.5~1 寸。

　　功效：清暑泄热，凉血解毒，醒脑安神，舒筋活络。

取穴法

　　上髎、次髎、中髎、下髎：分别位于第 1 至第 4 骶后孔中。其中第 1 骶后孔约位于髂后上棘与后正中线之间。会阳：尾骨端旁开后正中线 0.5 寸处。承扶：臀横纹中点。殷门：承扶下 6 寸，大腿后侧正中。浮郄、委阳：此二穴均在股二头肌腱内侧，委阳横平委中，浮郄在委阳上 1 寸。委中：腘横纹中点。

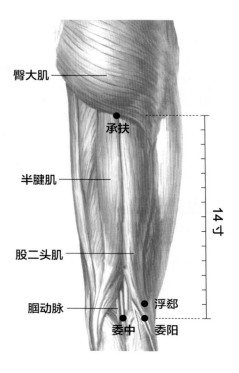

臀大肌

承扶

半腱肌

股二头肌

腘动脉

浮郄

委中 委阳

14 寸

BL 41 附分 Fù fēn

标准定位： 在脊柱区，第2胸椎棘突下，后正中线旁开3寸。

刺法： 斜刺 0.5~0.8 寸。

功效： 祛风散邪，疏通经络。

BL 42 魄户 Pò hù

标准定位： 在脊柱区，第3胸椎棘突下，后正中线旁开3寸。

刺法： 斜刺 0.5~0.8 寸。

功效： 补肺滋阴，下气降逆。

BL 43 膏肓 Gāo huāng

标准定位： 在脊柱区，第4胸椎棘突下，后正中线旁开3寸。

刺法： 斜刺 0.5~0.8 寸。

功效： 补虚益损，调理肺气。

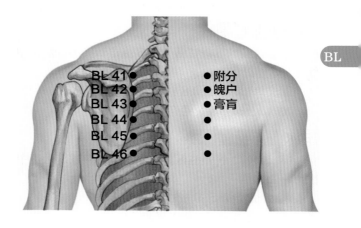

BL

●附分
●魄户
●膏肓

BL 44 神堂 Shén táng

标准定位：在脊柱区，第 5 胸椎棘突下，后正中线旁开 3 寸。

刺法：斜刺 0.5~0.8 寸。

功效：宁心安神，活血通络。

BL 45 谚语 Yì xǐ

标准定位：在脊柱区，第 6 胸椎棘突下，后正中线旁开 3 寸处。

刺法：斜刺 0.5~0.8 寸。

功效：止咳平喘，通窍活络。

BL 46 膈关 Gé guān

标准定位：在脊柱区，第 7 胸椎棘突下，后正中线旁开 3 寸。

刺法：斜刺 0.5~0.8 寸。

功效：理气宽胸，和胃降逆。

BL 47 魂门 Hún mén

标准定位：在脊柱区，第 9 胸椎棘突下，后正中线旁开 3 寸处。

刺法：斜刺 0.5~0.8 寸。

功效：疏肝理气，健脾和胃。

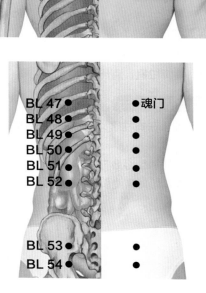

BL 41
BL 42
BL 43
BL 44 ●神堂
BL 45 ●譩譆
BL 46 ●膈关

BL

BL 47 ●魂门
BL 48
BL 49
BL 50
BL 51
BL 52

BL 53
BL 54

BL 48 阳纲 Yáng gāng

标准定位：在脊柱区，第 10 胸椎棘突下，后正中线旁开 3 寸。

刺法：斜刺 0.5~0.8 寸。

功效：清热利胆，和中化滞。

BL 49 意舍 Yì shè

标准定位：在脊柱区，第 11 胸椎棘突下，后正中线旁开 3 寸。

刺法：斜刺 0.5~0.8 寸。

功效：健脾和胃，清热利湿。

BL 50 胃仓 Wèi cāng

标准定位：在脊柱区，第 12 胸椎棘突下，后正中线旁开 3 寸。

刺法：斜刺 0.5~0.8 寸。

功效：健脾和胃，消积导滞。

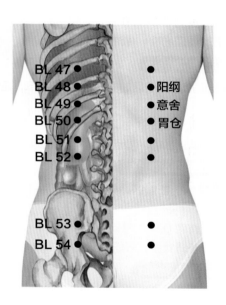

BL 47 ●
BL 48 ●
BL 49 ●　　　　　●阳纲
BL 50 ●　　　　　●意舍
BL 51 ●　　　　　●胃仓
BL 52 ●

BL 53 ●
BL 54 ●

BL

BL 51 肓门 Huāng mén

标准定位： 在腰区，第 1 腰椎棘突下，后正中线旁开 3 寸。

刺法： 直刺 0.8~1 寸。

功效： 调理肠胃，化滞消痞。

BL 52 志室 Zhì shì

标准定位： 在腰区，第 2 腰椎棘突下，后正中线旁开 3 寸。

刺法： 直刺 0.8~1 寸。

功效： 补肾益精，调经止带，利湿通淋，强壮腰膝。

BL 53 胞肓 Bāo huāng

标准定位： 在骶区，横平第 2 骶后孔，骶正中嵴旁开 3 寸。

刺法： 直刺 0.8~1 寸。

功效： 补肾壮腰，舒筋活络。

BL 54 秩边 Zhì biān

标准定位： 在骶区，横平第 4 骶后孔，骶正中嵴旁开 3 寸。

刺法： 直刺 1.5~3 寸。

功效： 舒筋通络，强健腰膝，疏调下焦。

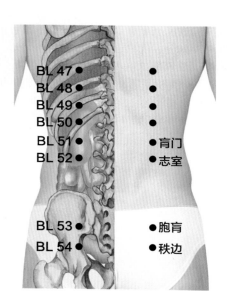

BL 47 ●
BL 48 ●
BL 49 ●
BL 50 ●
BL 51 ●
BL 52 ●

●
●
●
●
● 肓门
● 志室

BL 53 ●
BL 54 ●

● 胞肓
● 秩边

BL

附分、魄户、膏肓、神堂、譩譆、膈关、魂门、阳纲、意舍、胃仓、肓门、志室、胞肓、秩边：凡此十四穴均在膀胱经背部第2侧线上，即后正中线旁开3寸，附分、魄户、膏肓、神堂、譩譆、膈关分别横平第2至第7胸椎棘突下缘，魂门、阳纲、意舍、胃仓分别横平第9至第12胸椎棘突下缘，肓门、志室分别横平第1、第2腰椎棘突下缘，胞肓、秩边分别横平第2、第4骶后孔。

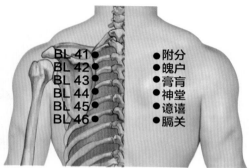

BL 41 ● ●附分
BL 42 ● ●魄户
BL 43 ● ●膏肓
BL 44 ● ●神堂
BL 45 ● ●譩譆
BL 46 ● ●膈关

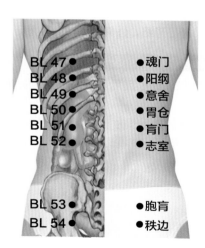

BL 47 ● ●魂门
BL 48 ● ●阳纲
BL 49 ● ●意舍
BL 50 ● ●胃仓
BL 51 ● ●肓门
BL 52 ● ●志室

BL 53 ● ●胞肓
BL 54 ● ●秩边

BL 55 合阳 Hé yáng

标准定位：在小腿后区，腘横纹下 2 寸，腓肠肌内、外侧头之间。

刺法：直刺 0.5~1 寸。

功效：活血调经，舒筋通络，强健腰膝。

BL 56 承筋 Chéng jīn

标准定位：小腿后区，腘横纹下 5 寸，腓肠肌两肌腹之间。

刺法：直刺 0.5~1 寸。

功效：舒筋通络，强健腰膝，通调大肠。

BL 57 承山 Chéng shān

标准定位：在小腿后区，腓肠肌两肌腹与肌腱交角处。

刺法：直刺 0.7~1 寸。

功效：舒筋活络，调理肠腑。

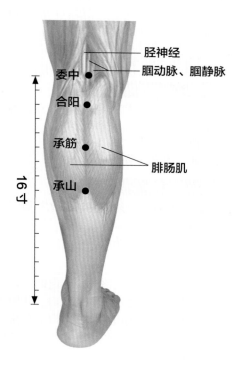

胫神经

腘动脉、腘静脉

委中

合阳

承筋

承山

腓肠肌

16寸

BL

BL 58 飞扬 Fēi yáng 膀胱经络穴

标准定位：在小腿后区，昆仑（BL 60）直上 7 寸，腓肠肌外下缘与跟腱移行处。

刺法：直刺 0.7~1 寸。

功效：舒筋活络，清热消肿。

BL 59 跗阳 Fū yáng 阳跷脉郄穴

标准定位：在小腿后区，昆仑（BL 60）直上 3 寸，腓骨与跟腱之间。

刺法：直刺 0.5~1 寸。

功效：通经活络，清热散风。

BL 60 昆仑 Kūn lún 膀胱经经穴

标准定位：在踝区，外踝尖与跟腱之间的凹陷中。

刺法：直刺 0.5~1 寸。

功效：舒筋活络，清头明目。

取穴法

合阳、承筋、承山、飞扬：凡此四穴均在小腿后侧，合阳在委中下 2 寸，腓肠肌内、外侧头之间的凹陷中，承山在腓肠肌两肌腹与肌腱交角处凹陷中，承筋位于合阳与承山连线的中点。飞扬在承山斜下 1 寸。跗阳：昆仑直上 3 寸，腓骨与跟腱之间。昆仑：外踝尖与跟腱之间的凹陷中。

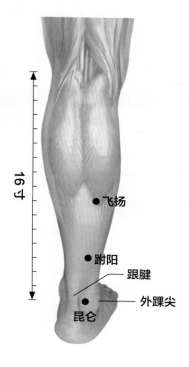

16寸

飞扬

跗阳

跟腱

外踝尖

昆仑

BL

BL 61　仆参 Pú cān

　　标准定位： 在跟区，昆仑（BL 60）直下，跟骨外侧，赤白肉际处。

　　刺法： 直刺 0.3~0.5 寸。

　　功效： 舒筋骨，利腰腿。

BL 62　申脉 Shēn mài 八脉交会穴——通阳跷脉

　　标准定位： 在踝区，外踝尖直下，外踝下缘与跟骨之间凹陷中。

　　刺法： 直刺 0.2~0.3 寸。

　　功效： 活血理气，宁志安神。

BL 63　金门 Jīn mén 膀胱经郄穴

　　标准定位： 在足背，外踝前缘直下，第 5 跖骨粗隆后方，骰骨下缘凹陷中。

　　刺法： 直刺 0.3~0.5 寸。

　　功效： 通经活络，清脑安神。

跟腱 ——

外踝尖

昆仑 ●

● 申脉

仆参 ●

金门

BL 64 京骨 Jīng gǔ 膀胱之原穴

标准定位：在跖区，第 5 跖骨粗隆前下方，赤白肉际处。

刺法：直刺 0.3~0.5 寸。

功效：清热散风，宁心安神。

BL 65 束骨 Shù gǔ 膀胱经输穴

标准定位：在跖区，第 5 跖趾关节的近端，赤白肉际处。

刺法：直刺 0.3~0.5 寸。

功效：通经活络，清热散风。

BL 66 足通谷 Zú tōng gǔ 膀胱经荥穴

标准定位：在足趾，第 5 跖趾关节的远端，赤白肉际处。

刺法：直刺 0.2~0.3 寸。

功效：疏通经气，安神益智。

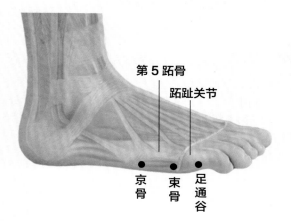

第 5 跖骨

跖趾关节

京骨　　束骨　　足通谷

BL 67 至阴 Zhì yīn 膀胱经井穴

标准定位：在足趾，小趾末节外侧，趾甲根角侧后方 0.1 寸（指寸）。

刺法：直刺 0.2 寸。

功效：活血理气，正胎催产，清头明目。

取穴法

仆参：昆仑直下，跟骨外侧赤白肉际处。申脉：外踝尖直下凹陷中。金门：外踝前缘直下，骰骨下缘凹陷中。京骨：第 5 跖骨粗隆前下方赤白肉际处。束骨：第 5 跖趾关节近端赤白肉际处。足通谷：第 5 跖趾关节远端赤白肉际处。至阴：足小趾外侧趾甲根角侧上方 0.1 寸处。

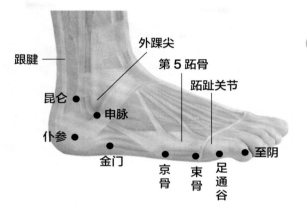

跟腱

昆仑 ●

仆参 ●

外踝尖

第 5 跖骨

跖趾关节

● 申脉

金门 ●

京骨

束骨

足通谷

至阴

第九章 足少阴肾经

足少阴肾经经脉循行方向是从足走腹上胸，一侧27穴，首穴涌泉，末穴俞府。

KI 1 涌泉 Yǒng quán 肾经井穴

标准定位： 在足底，屈足卷趾时足心最凹陷处。

刺法： 直刺 0.5~0.8 寸。

功效： 滋阴益肾，平肝息风，醒脑开窍。

取穴法

涌泉：屈足卷趾，足底最凹陷处。

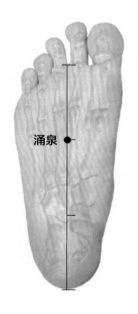

涌泉 ●

KI

KI 2　然谷 Rán gǔ 肾经荥穴

标准定位：在足内侧，足舟骨粗隆下方，赤白肉际处。

刺法：直刺 0.5~0.8 寸。

功效：滋阴补肾，清热利湿。

KI 3　太溪 Tài xī 肾经输穴，肾之原穴

标准定位：在踝区，内踝尖与跟腱之间的凹陷中。

刺法：直刺 0.5~0.8 寸。

功效：滋阴益肾，温肾培元。

KI 4　大钟 Dà zhōng 肾经络穴

标准定位：在跟区，内踝后下方，跟骨上缘，跟腱附着部前缘凹陷中。

刺法：直刺 0.3~0.5 寸。

功效：利水消肿，益肾调经，清热安神。

KI 5　水泉 Shuǐ quán 肾经郄穴

标准定位：在跟区，太溪（KI 3）直下 1 寸，跟骨结节内侧凹陷中。

刺法：直刺 0.3~0.5 寸。

功效：利水消肿，活血调经。

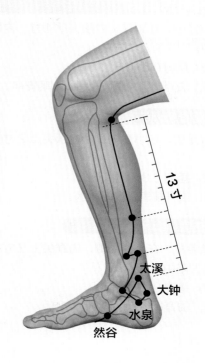

太溪

大钟

水泉

然谷

13寸

KI 6 照海 Zhào hǎi 八脉交会穴——通阴跷脉

标准定位：在踝区，内踝尖下 1 寸，内踝下缘边际凹陷中。

刺法：直刺 0.5~0.8 寸。

功效：滋阴调经，息风止痉，利咽安神。

KI 7 复溜 Fù liū 肾经经穴

标准定位：在小腿内侧，内踝尖上 2 寸，跟腱的前缘。

刺法：直刺 0.8~1 寸。

功效：发汗解表，温阳利水。

KI 8 交信 Jiāo xìn 阴跷脉郄穴

标准定位：在小腿内侧，内踝尖上 2 寸，胫骨内侧缘后方凹陷中。

刺法：直刺 0.8~1 寸。

功效：益肾调经，清热利尿。

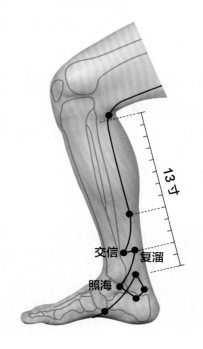

交信　复溜

照海

13寸

KI 9 筑宾 Zhù bīn 阴维脉郄穴

标准定位： 在小腿内侧，太溪（KI 3）直上 5 寸，比目鱼肌与跟腱之间。

刺法： 直刺 0.5~0.8 寸。

功效： 调补肝肾，清热利湿。

KI 10 阴谷 Yīn gǔ 肾经合穴

标准定位： 在膝后区，腘横纹上，半腱肌腱外侧缘。

刺法： 直刺 0.8~1.2 寸。

功效： 益肾助阳，理气止痛。

取穴法

然谷： 舟骨粗隆下赤白肉际处。**太溪：** 内踝尖与跟腱之间的凹陷中。**大钟：** 太溪后下方，跟腱附着部前缘。**水泉：** 太溪直下 1 寸。**照海：** 内踝尖直下凹陷中。**复溜：** 太溪上 2 寸，跟腱前缘。**交信：** 太溪上 2 寸，胫骨后缘。**筑宾：** 太溪上 5 寸，跟腱前缘。**阴谷：** 腘窝内侧，半膜肌腱与半腱肌腱之间。

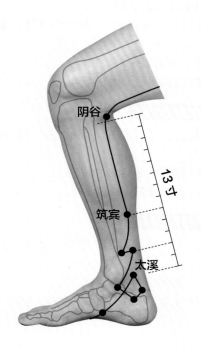

阴谷

筑宾

太溪

13寸

KI

KI 11　横骨 Héng gǔ

标准定位：在下腹部，脐中下 5 寸，前正中线旁开 0.5 寸。

刺法：直刺 0.8~1.2 寸。

功效：涩精举阳，通利下焦。

KI 12　大赫 Dà hè

标准定位：在下腹部，脐中下 4 寸，前正中线旁开 0.5 寸。

刺法：直刺 0.8~1.2 寸。

功效：涩精止带，调经止痛。

KI 13　气穴 Qì xué

标准定位：在下腹部，脐中下 3 寸，前正中线旁开 0.5 寸。

刺法：直刺或斜刺 0.8~1.2 寸。

功效：止泄泻，理下焦，调冲任，益肾气。

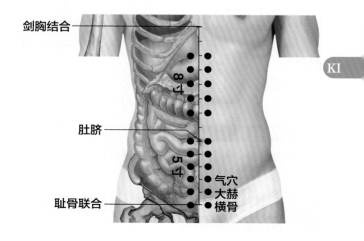

剑胸结合

8寸

肚脐

5寸

气穴
大赫
耻骨联合
横骨

KI

KI 14 四满 Sì mǎn

标准定位：在下腹部，脐中下2寸，前正中线旁开0.5寸。

刺法：直刺0.8~1.2寸。

功效：理气健脾，调经止泻，清热利湿。

KI 15 中注 Zhōng zhù

标准定位：下腹部，脐中下1寸，前正中线旁开0.5寸。

刺法：直刺0.8~1.2寸。

功效：通便止泻，泄热调经，行气止痛。

KI 16 肓俞 Huāng shù

标准定位：在腹中部，脐中旁开0.5寸。

刺法：直刺0.8~1.2寸

功效：通便止泻，理气止痛。

KI 17 商曲 Shāng qū

标准定位：在上腹部，脐中上2寸，前正中线旁开0.5寸。

刺法：直刺0.5~0.8寸。

功效：理气调肠，和中化湿。

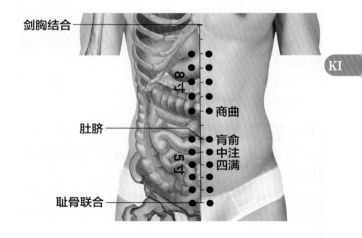

剑胸结合

8寸

商曲

肚脐

肓俞
中注
四满

5寸

耻骨联合

石关 Shí guān

标准定位：在上腹部，脐中上 3 寸，前正中线旁开 0.5 寸。

刺法：直刺 0.5~0.8 寸。

功效：滋阴清热，和中化滞。

KI 19 **阴都 Yīn dū**

标准定位：在上腹部，脐中上 4 寸，前正中线旁开 0.5 寸。

刺法：直刺 0.5~0.8 寸。

功效：调肠胃，理气血。

KI 20 **腹通谷 Fù tōng gǔ**

标准定位：在上腹部，脐中上 5 寸，前正中线旁开 0.5 寸。

刺法：直刺或斜刺 0.5~0.8 寸。

功效：清心益肾，降逆止呕。

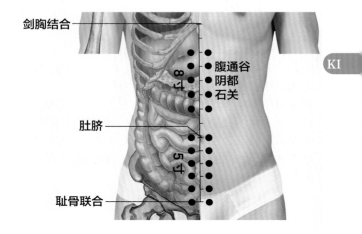

剑胸结合

腹通谷
阴都
石关

8寸

肚脐

5寸

耻骨联合

KI

KI 21 幽门 Yōu mén

标准定位： 在上腹部，脐中上 6 寸，前正中线旁开 0.5 寸。

刺法： 直刺 0.5~0.8 寸。

功效： 调理肠胃，通乳消痈。

取穴法

横骨、大赫、气穴、四满、中注、肓俞、商曲、石关、阴都、腹通谷、幽门：凡此十一穴均在腹部，距前正中线 0.5 寸，横骨横平耻骨联合上缘，大赫横平脐中下 4 寸，气穴横平脐中下 3 寸，四满横平脐中下 2 寸，中注横平脐中下 1 寸，肓俞横平脐中，商曲横平脐上 2 寸，石关横平脐上 3 寸，阴都横平脐上 4 寸，腹通谷横平脐上 5 寸，幽门横平脐上 6 寸。

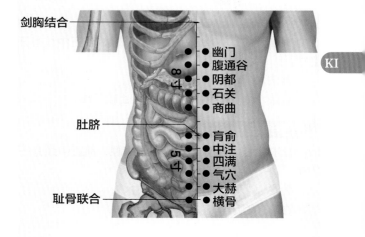

剑胸结合

幽门
腹通谷
阴都
石关
商曲

8寸

肚脐

肓俞
中注
四满
气穴
大赫
横骨

5寸

耻骨联合

KI

KI 22 步廊 Bù láng

标准定位： 在胸部，第 5 肋间隙，前正中线旁开 2 寸。

刺法： 斜刺或平刺 0.5~0.8 寸。

功效： 止咳平喘，补肾纳气。

KI 23 神封 Shén fēng

标准定位： 在胸部，第 4 肋间隙，前正中线旁开 2 寸。

刺法： 斜刺或平刺 0.5~0.8 寸。

功效： 通乳消痈，利气降逆，止咳平喘。

KI 24 灵墟 Líng xū

标准定位： 在胸部，第 3 肋间隙，前正中线旁开 2 寸。

刺法： 斜刺或平刺 0.5~0.8 寸。

功效： 宽胸理气，清热降逆。

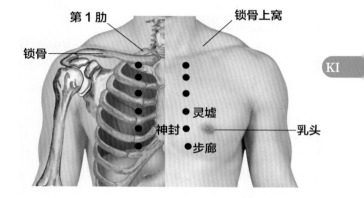

第 1 肋　　　　　　　　　　　锁骨上窝

锁骨

灵墟

神封

步廊

乳头

KI 25 神藏 Shén cáng

标准定位： 在胸部，第 2 肋间隙，前正中线旁开 2 寸。

刺法： 斜刺或平刺 0.5~0.8 寸。

功效： 止咳平喘，宽胸理气。

KI 26 彧中 Yù zhōng

标准定位： 在胸部，第 1 肋间隙，前正中线旁开 2 寸。

刺法： 斜刺或平刺 0.5~0.8 寸。

功效： 止咳平喘，降逆止呕。

KI 27 俞府 Shù fǔ

标准定位： 在胸部，锁骨下缘，前正中线旁开 2 寸。

刺法： 斜刺或平刺 0.5~0.8 寸。

功效： 止咳平喘，理气降逆。

取穴法

步廊、神封、灵墟、神藏、彧中、俞府：凡此六穴均在胸部，距前正中线 2 寸，步廊在第 5 肋间隙，神封在第 4 肋间隙，灵墟在第 3 肋间隙，神藏在第 2 肋间隙，彧中在第 1 肋间隙，俞府横平锁骨下缘。

第 1 肋

锁骨上窝

锁骨

● 俞府
● 彧中
● 神藏
● 灵墟
神封 ●
● 步廊

乳头

KI

第十章 手厥阴心包经

手厥阴心包经经脉循行方向是从胸走手，一侧9穴，首穴天池，末穴中冲。

PC 1 天池 Tiān chí

标准定位： 在胸部，第4肋间隙，前正中线旁开5寸。

刺法： 斜刺或平刺0.5~0.8寸。

功效： 活血化瘀，止咳平喘，化痰散结。

PC 2 天泉 Tiān quán

标准定位： 在臂前区，腋前纹头下2寸，肱二头肌的长、短头之间。

刺法： 直刺0.5~0.8寸。

功效： 活血通脉，理气止痛。

取穴法

天池：在乳头外侧1寸，第4肋间隙。天泉：腋前纹头下2寸，肱二头肌肌腹中。

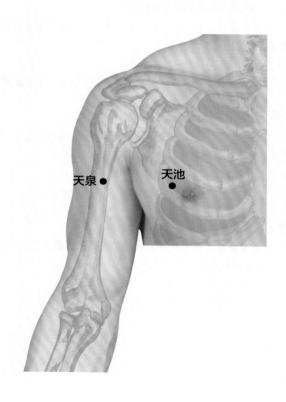

天泉●

天池
●

PC

PC 3 曲泽 Qū zé 心包经合穴

标准定位： 在肘前区，肘横纹上，肱二头肌腱的尺侧缘凹陷中。

刺法： 直刺 0.8~1 寸。

功效： 清暑泻热，补益心气，通经活络，清热解毒。

PC 4 郄门 Xì mén 心包经郄穴

标准定位： 在前臂前区，腕掌侧远端横纹上 5 寸，掌长肌腱与桡侧腕屈肌腱之间。

刺法： 直刺 0.5~1 寸。

功效： 理气止痛，宁心安神，清营止血。

PC 5 间使 Jiān shǐ 心包经经穴

标准定位： 在前臂前区，腕掌侧远端横纹上 3 寸，掌长肌腱与桡侧腕屈肌腱之间。

刺法： 直刺 0.5~1 寸。

功效： 截疟，安神，宽胸。

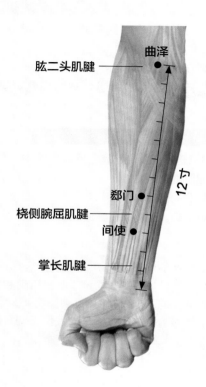

肱二头肌腱 ——

曲泽 ●

郄门 ●

桡侧腕屈肌腱 ——

间使 ●

掌长肌腱 ——

12寸

PC 6 内关 Nèi guān 心包经络穴，八脉交会穴——通阴维脉

标准定位：在前臂前区，腕掌侧远端横纹上 2 寸，掌长肌腱与桡侧腕屈肌腱之间。

刺法：直刺 0.5~1 寸。

功效：宁心安神，和胃降逆，宽胸理气，镇静止痛。

PC 7 大陵 Dà líng 心包经输穴，心包之原穴

标准定位：在腕前区，腕掌侧远端横纹中，掌长肌腱与桡侧腕屈肌腱之间。

刺法：直刺 0.3~0.5 寸。

功效：清热宁心，宽胸和胃，通经活血。

取穴法

曲泽：肱二头肌腱的尺侧，肘横纹上。郄门、间使、内关、大陵：凡此四穴均位于掌长肌腱和桡侧腕屈肌腱之间，郄门位于腕掌侧远端横纹上 5 寸，间使位于腕掌侧远端横纹上 3 寸，内关位于腕掌侧远端横纹上 2 寸，大陵位于腕掌侧远端横纹上。

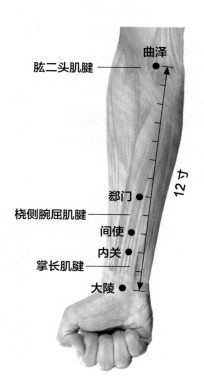

肱二头肌腱 —

曲泽 ●

郄门 ●

桡侧腕屈肌腱 —

间使 ●

内关 ●

掌长肌腱 —

大陵 ●

12寸

劳宫 Láo gōng 心包经荥穴

标准定位：在掌区，横平第 3 掌指关节近端，第 2、3 掌骨之间偏于第 3 掌骨。

刺法：直刺 0.3~0.5 寸。

功效：解表除烦，清心泻热，醒神开窍。

PC 9 中冲 Zhōng chōng 心包经井穴

标准定位：在手指，中指末端最高点。

刺法：浅刺 0.1 寸。

功效：回阳救逆，醒神通络。

取穴法

劳宫：第 3 掌骨桡侧缘，掌心横纹中。中冲：中指尖端之中央。

中冲

●

劳宫
●

第十一章　手少阳三焦经

手少阳三焦经经脉循行方向是从手走头，一侧 23 穴，首穴关冲，末穴丝竹空。

TE 1　关冲 Guān chōng 三焦经井穴

标准定位： 在手指，第 4 指末节尺侧，指甲根角侧上方 0.1 寸（指寸）。

刺法： 浅刺 0.1 寸。

功效： 清热解毒，醒神通窍，活血通络。

TE 2　液门 Yè mén 三焦经荥穴

标准定位： 在手背，当第 4、5 指间，指蹼缘后方赤白肉际处。

刺法： 直刺 0.3~0.5 寸。

功效： 解表清热，通络止痛。

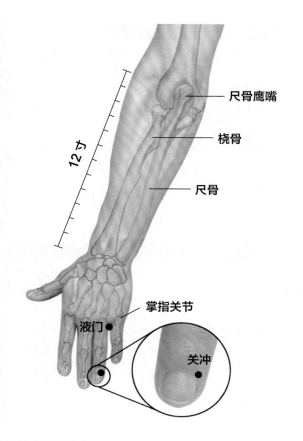

尺骨鹰嘴

桡骨

尺骨

12寸

掌指关节

液门●

关冲

TE 3 中渚 Zhōng zhǔ 三焦经输穴

标准定位： 在手背，第 4、5 掌骨间，掌指关节近端凹陷中。

刺法： 直刺 0.3~0.5 寸。

功效： 清热通络，明目益聪。

TE 4 阳池 Yáng chí 三焦之原穴

标准定位： 在腕后区，腕背侧远端横纹上，指伸肌腱尺侧缘凹陷中。

刺法： 直刺 0.3~0.5 寸。

功效： 和解表里，益阴增液。

TE 5 外关 Wài guān 三焦经络穴，八脉交会穴——通阳维脉

标准定位： 在前臂后区，腕背侧远端横纹上 2 寸，尺骨与桡骨间隙中点。

刺法： 直刺 0.5~1 寸。

功效： 解表清热，通经活络。

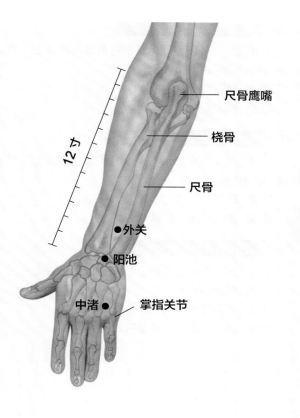

尺骨鹰嘴

桡骨

尺骨

12寸

●外关

● 阳池

中渚 ● 掌指关节

TE 6　支沟 Zhī gōu　三焦经经穴

标准定位： 在前臂后区，腕背侧远端横纹上 3 寸，尺骨与桡骨间隙中点。

刺法： 直刺 0.5~1 寸。

功效： 解表清热，通经活络。

TE 7　会宗 Huì zōng　三焦经郄穴

标准定位： 在前臂后区，腕背侧远端横纹上 3 寸，尺骨的桡侧缘。

刺法： 直刺 0.5~1 寸。

功效： 清热安神，聪耳通络。

TE 8　三阳络 Sān yáng luò

标准定位： 在前臂后区，腕背侧远端横纹上 4 寸，尺骨与桡骨间隙中点。

刺法： 直刺 0.5~1 寸。

功效： 舒筋活络，开音聪耳。

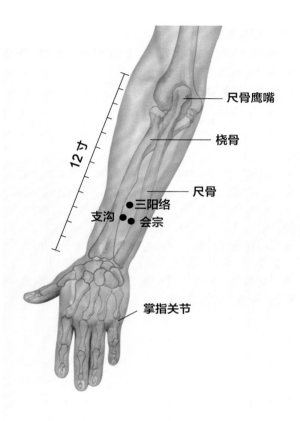

尺骨鹰嘴

桡骨

尺骨

三阳络

支沟 ● ● 会宗

12寸

掌指关节

TE

标准定位： 在前臂后区，肘尖（EX-UE 1）下 5 寸，尺骨与桡骨间隙中点。

刺法： 直刺 0.5~1 寸。

功效： 聪耳，止痛，利咽。

取穴法

关冲： 无名指尺侧指甲根角侧上方 0.1 寸处。
液门、中渚： 第 4、5 掌指关节之间，分别在掌指关节前后凹陷中。**阳池：** 腕背侧远端横纹上，指伸肌腱尺侧。**外关、支沟、会宗、三阳络、四渎：** 凡此五穴均在前臂外侧，尺骨与桡骨之间，外关在阳池上 2 寸；支沟在阳池上 3 寸；会宗也在阳池上 3 寸，横平支沟穴，偏于尺骨桡侧边；三阳络在阳池上 4 寸；四渎在阳池上 7 寸。

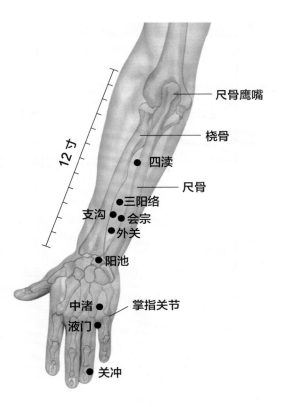

尺骨鹰嘴

桡骨

四渎

尺骨

三阳络

支沟

会宗

外关

阳池

中渚

掌指关节

液门

关冲

12寸

(TE 10) **天井** Tiān jǐng 三焦经合穴

标准定位： 在肘后区，肘尖（EX-UE 1）上1寸凹陷中。

刺法： 直刺0.5~1寸。

功效： 行气散结，安神通络。

(TE 11) **清冷渊** Qīng líng yuān

标准定位： 在臂后区，肘尖与肩峰角连线上，肘尖上2寸。

刺法： 直刺0.5~1寸。

功效： 清热散风，通经活络。

(TE 12) **消泺** Xiāo luò

标准定位： 在臂后区，肘尖与肩峰角连线上，肘尖上5寸。

刺法： 直刺0.8~1.2寸。

功效： 清热醒神，通经止痛。

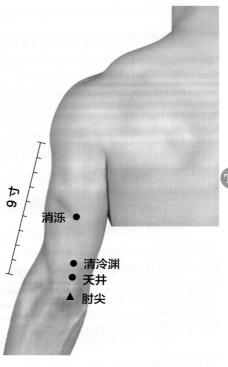

消泺 ●

● 清泠渊
● 天井
▲ 肘尖

TE

TE 13 臑会 Nào huì

标准定位： 在臂后区，肩峰角下3寸，三角肌的后下缘。

刺法： 直刺0.5~1寸。

功效： 化痰散结，通络止痛。

TE 14 肩髎 Jiān liáo

标准定位： 在三角肌区，肩峰角与肱骨大结节两骨间凹陷中。

刺法： 直刺0.5~1寸。

功效： 祛风湿，通经络。

TE 15 天髎 Tiān liáo

标准定位： 在肩胛区，肩胛骨上角骨际凹陷中。

刺法： 直刺0.3~0.5寸。

功效： 通经止痛。

取穴法 天井：在尺骨鹰嘴直上1寸凹陷中。清泠渊：尺骨鹰嘴直上2寸。消泺：在尺骨鹰嘴与肩髎连线上，臑会与清泠渊两穴连线的中点。臑会：在尺骨鹰嘴与肩髎连线上，该线与三角肌后下缘交点处。肩髎：在肩峰后下方，上臂外展时，肩峰后方的凹陷中。天髎：肩胛骨的内上角骨端凹陷处。

● 天髎

● 肩髎

● 臑会

消泺 ●

9寸

● 清泠渊
● 天井
▲ 肘尖

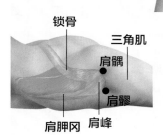

锁骨

三角肌

肩髃 ●

肩髎 ●

肩胛冈   肩峰

TE 16 天牖 Tiān yǒu

标准定位: 在肩胛区,横平下颌角,胸锁乳突肌的后缘凹陷中。

刺法: 直刺 0.5~1 寸。

功效: 清头明目,消痰截疟。

TE 17 翳风 Yì fēng

标准定位: 在颈部,耳垂后方,乳突下端前方凹陷中。

刺法: 直刺 0.8~1.2 寸。

功效: 通窍聪耳,祛风泄热。

TE 18 瘈脉 Chì mài

标准定位: 在头部,乳突中央,角孙(TE 20)至翳风(TE 17)沿耳轮弧形连线的上 2/3 与下 1/3 交点处。

刺法: 直刺 0.3~0.5 寸。

功效: 息风止痉,活络通窍。

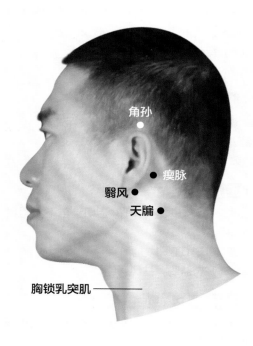

角孙

瘈脉

翳风

天牖

胸锁乳突肌 ————

TE 19 颅息 Lúxī

标准定位： 在头部，角孙（TE 20）至翳风（TE 17）沿耳轮弧形连线的上 1/3 与下 2/3 交点处。

刺法： 直刺 0.3~0.5 寸。

功效： 通窍止痛，镇惊息风。

TE 20 角孙 Jiǎo sūn

标准定位： 在头部，耳尖正对发际处。

刺法： 直刺 0.3~0.5 寸。

功效： 清热散风，消肿止痛。

TE 21 耳门 Ěr mén

标准定位： 在耳区，耳屏上切迹与下颌骨髁突之间的凹陷中。

刺法： 直刺 0.5~1 寸。

功效： 开窍益聪，祛风通络。

TE 22 耳和髎 Ěr hé liáo

标准定位： 在头部，鬓发后缘，耳廓根的前方，颞浅动脉的后缘。

刺法： 斜刺 0.3~0.5 寸。

功效： 祛风通络，消肿止痛。

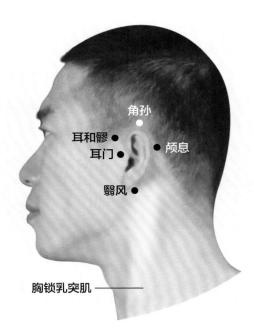

角孙

耳和髎 ●
耳门 ●

颅息 ●

翳风 ●

胸锁乳突肌 ——

TE 23 丝竹空 Sī zhú kōng

标准定位： 在面部，眉梢凹陷中。

刺法： 平刺 0.5~1 寸。

功效： 清头明目，散风止痛。

取穴法

天牖： 横平下颌角，胸锁乳突肌的后缘。**翳风：** 在耳垂后方，乳突前方凹陷中。**瘈脉、颅息：** 在翳风与角孙沿耳轮的弧形连线上，瘈脉在上 2/3 与下 1/3 交点处，颅息在上 1/3 与下 2/3 交点处。**角孙：** 折耳向前，耳尖尽端入发际处。**耳门：** 微张口，屏上切迹与下颌骨髁突之间的凹陷中。**耳和髎：** 耳廓根前方 1 寸。**丝竹空：** 眉梢凹陷中。

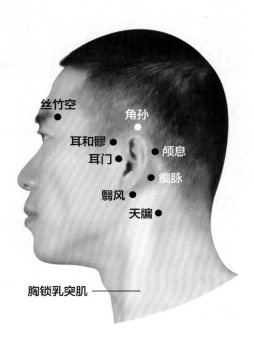

丝竹空 ●

角孙 ○

耳和髎 ●

颅息 ●

耳门 ●

瘈脉 ●

翳风 ●

天牖 ●

胸锁乳突肌 ────

TE

第十二章　足少阳胆经

足少阳胆经经脉循行方向是从头走足，一侧 44 穴，首穴瞳子髎，末穴足窍阴。

GB 1　瞳子髎 Tóng zǐ liáo

标准定位： 在面部，目外眦外侧 0.5 寸凹陷中。

刺法： 向后平刺或斜刺 0.3~0.5 寸。

功效： 疏散风热，明目退翳。

GB 2　听会 Tīng huì

标准定位： 在面部，耳屏间切迹与下颌骨髁突之间的凹陷中。

刺法： 直刺 0.5 寸。

功效： 开窍聪耳，活络安神。

GB 3　上关 Shàng guān

标准定位： 在面部，颧弓上缘中央凹陷中。

刺法： 直刺 0.3~0.8 寸。

功效： 聪耳开窍，散风活络。

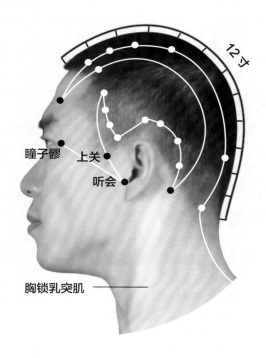

12寸

瞳子髎

上关

听会

胸锁乳突肌 ————

GB

颔厌 Hàn yàn

标准定位： 在头部，从头维（ST 8）至曲鬓（GB 7）弧形连线（其弧度与鬓发弧度相应）的上 1/4 与下 3/4 的交点处。

刺法： 向后平刺 0.3~0.4 寸。

功效： 聪耳开窍，散风活络。

GB 5 **悬颅 Xuán lú**

标准定位： 在头部，从头维（ST 8）至曲鬓（GB 7）弧形连线（其弧度与鬓发弧度相应）的中点处。

刺法： 向后平刺 0.5~0.8 寸。

功效： 疏通经络，清热散风。

GB 6 **悬厘 Xuán lí**

标准定位： 在头部，从头维（ST 8）至曲鬓（GB 7）弧形连线（其弧度与鬓发弧度相应）的上 3/4 与下 1/4 的交点处。

刺法： 向后平刺 0.5~0.8 寸。

功效： 疏经通络，清热散风。

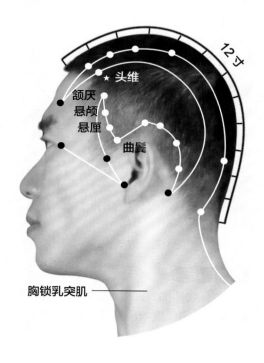

12寸

★ 头维

颔厌
悬颅
悬厘

曲鬓

胸锁乳突肌 ————

GB

GB 7 曲鬓 Qū bìn

标准定位：在头部，耳前鬓角发际后缘与耳尖水平线的交点处。

刺法：向后平刺 0.5~0.8 寸。

功效：清热散风，活络通窍。

GB 8 率谷 Shuài gǔ

标准定位：在头部，耳尖直上入发际 1.5 寸。

刺法：平刺 0.5~1 寸。

功效：清热息风，通经活络。

GB 9 天冲 Tiān chōng

标准定位：在头部，耳根后缘直上，入发际 2 寸。

刺法：平刺 0.5~1 寸。

功效：祛风定惊，清热散结。

GB 10 浮白 Fú bái

标准定位：在头部，耳后乳突的后上方，当天冲与完骨弧形连线（其弧度与耳郭弧度相应）的上 1/3 与下 2/3 交点处。

刺法：平刺 0.5~0.8 寸。

功效：清头散风，理气散结。

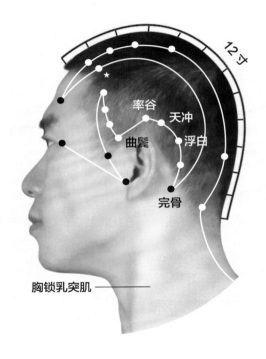

12寸

率谷

天冲

浮白

曲鬓

完骨

胸锁乳突肌 ————

GB 11 头窍阴 Tóu qiào yīn

标准定位：在头部，耳后乳突的后上方，当天冲与完骨弧形连线（其弧度与耳郭弧度相应）的上 2/3 与下 1/3 交点处。

刺法：平刺 0.5~0.8 寸。

功效：理气镇痛，开窍聪耳。

GB 12 完骨 Wán gǔ

标准定位：在头部，耳后乳突的后下方凹陷中。

刺法：斜刺 0.5~0.8 寸。

功效：通经活络，祛风清热。

GB 13 本神 Běn shén

标准定位：在头部，前发际上 0.5 寸，头正中线旁开 3 寸。

刺法：平刺 0.5~0.8 寸。

功效：祛风定惊，清热止痛。

GB 14 阳白 Yáng bái

标准定位：在头部，眉上 1 寸，瞳孔直上。

刺法：平刺 0.5~0.8 寸。

功效：清头明目，祛风泄热。

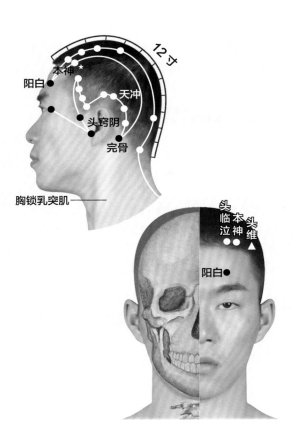

本神

阳白

天冲

头窍阴

完骨

胸锁乳突肌

头临泣 本神 头维

阳白

GB

GB 15 头临泣 Tóu lín qì

标准定位： 在头部，前发际上 0.5 寸，瞳孔直上。

刺法： 平刺 0.5~0.8 寸。

功效： 清头明目，安神定志。

GB 16 目窗 Mù chuāng

标准定位： 在头部，前发际上 1.5 寸，瞳孔直上。

刺法： 平刺 0.5~0.8 寸。

功效： 清头明目，发散风热。

GB 17 正营 Zhèng yíng

标准定位： 在头部，前发际上 2.5 寸，瞳孔直上。

刺法： 平刺 0.5~0.8 寸。

功效： 清头明目，疏风止痛。

GB 18 承灵 Chéng líng

标准定位： 在头部，前发际上 4 寸，瞳孔直上。

刺法： 平刺 0.5~0.8 寸。

功效： 清头目，散风热。

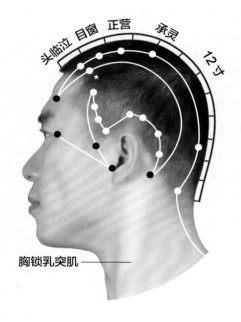

头临泣　目窗　正营　承灵　12寸

胸锁乳突肌 ——————

GB

GB 19 **脑空 Nǎo kōng**

标准定位： 在头部，横平枕外隆凸的上缘，风池（GB 20）直上。

刺法： 平刺 0.5~0.8 寸。

功效： 醒脑通窍，活络散风。

GB 20 **风池 Fēng chí**

标准定位： 在颈后区，枕骨之下，胸锁乳突肌上端与斜方肌上端之间的凹陷中。

刺法： 向对侧眼睛方向斜刺 0.5~0.8 寸。

功效： 清头明目，祛风解毒，通利官窍。

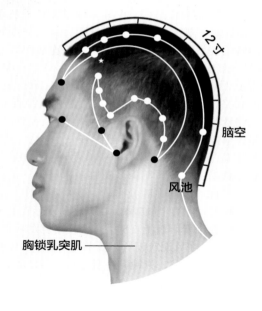

12寸

脑空

风池

胸锁乳突肌 ——————

取穴法

瞳子髎：在目外眦外侧 0.5 寸凹陷中。**听会**：微张口，屏间切迹与下颌骨髁突之间的凹陷中。**上关**：下关直上，颧弓上缘凹陷中。**颔厌、悬颅、悬厘、曲鬓**：先取头维和曲鬓，头维在额角发际直上 0.5 寸，曲鬓在耳尖水平线与鬓角发际后缘的交点处。将两穴沿鬓发做弧形连线，然后将该连线四等分，颔厌、悬颅、悬厘分别位于等分点上。**率谷**：在耳尖直上 1.5 寸。**天冲、浮白、头窍阴、完骨**：先取天冲和完骨，天冲在率谷斜后方，耳根后缘直上 2 寸，完骨在乳突后下方凹陷中。将天冲与完骨沿耳廓做弧形连线，然后将该连线三等分，浮白、头窍阴分别位于等分点上。**本神**：前发际直上 0.5 寸，头正中线旁开 3 寸。**阳白、头临泣、目窗、正营、承灵**：凡此五穴均在瞳孔直上，阳白在眉上 1 寸，头临泣在前发际直上 0.5 寸，目窗在前发际直上 1.5 寸，正营在前发际直上 2.5 寸，承灵在前发际直上 4 寸。**脑空**：在风池穴直上，横平枕外粗隆。**风池**：在后发际直上 1 寸，胸锁乳突肌与斜方肌之间的凹陷中。

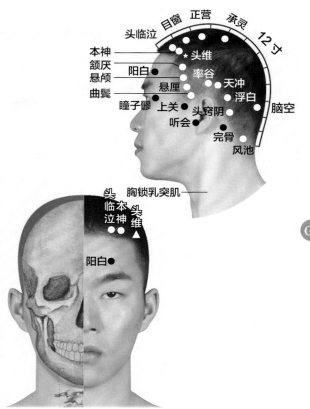

头临泣　目窗　正营　承灵　12寸

本神
颔厌　阳白●
悬颅
曲鬓

头临泣
头维★
率谷
悬厘
天冲
浮白
脑空
瞳子髎　上关
头窍阴
听会
完骨
风池

头
临本　胸锁乳突肌
泣神　头
维
●●▲

阳白●

GB

标准定位： 在肩胛区，第 7 颈椎棘突与肩峰最外侧点连线的中点。

刺法： 直刺 0.5~0.8 寸。

功效： 降逆理气，散结补虚，通经活络。

取穴法

肩井：在第 7 颈椎棘突与肩峰最外侧点连线的中点。

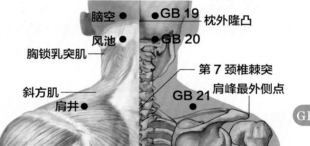

脑空 ●
风池 ●
胸锁乳突肌 ——
斜方肌 ——
肩井 ●
● GB 19 枕外隆凸
● GB 20
第 7 颈椎棘突
GB 21
肩峰最外侧点

GB

GB 22 渊腋 Yuān yè

标准定位：在胸外侧区，第 4 肋间隙，在腋中线上。

刺法：斜刺 0.5~0.8 寸。

功效：理气活血，通经止痛。

GB 23 辄筋 Zhé jīn

标准定位：在胸外侧区，第 4 肋间隙，腋中线前 1 寸。

刺法：斜刺 0.5~0.8 寸。

功效：降逆平喘，理气活血。

GB 24 日月 Rì yuè 胆之募穴

标准定位：在胸部，第 7 肋间隙，前正中线旁开 4 寸。

刺法：斜刺 0.5~0.8 寸。

功效：降逆利胆，调理肠胃。

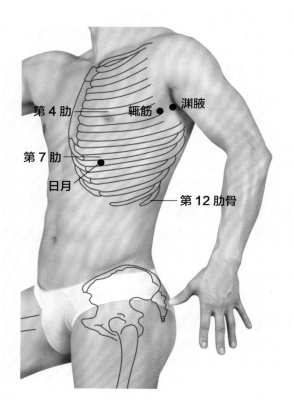

第 4 肋

辄筋 ● ● 渊腋

第 7 肋

日月

第 12 肋骨

GB

GB 25 京门 Jīng mén 肾之募穴

标准定位： 在上腹部，第 12 肋骨游离端下际。

刺法： 斜刺 0.5~0.8 寸。

功效： 利尿通淋，补肾温阳。

GB 26 带脉 Dài mài

标准定位： 在侧腹部，第 11 肋骨游离端垂线与脐水平线的交点上。

刺法： 直刺 0.5~0.8 寸。

功效： 清热利湿，调经止带。

GB 27 五枢 Wǔ shū

标准定位： 在下腹部，横平脐下 3 寸，髂前上棘内侧。

刺法： 直刺 0.8~1.5 寸。

功效： 调经带，理下焦，通腑气。

GB 28 维道 Wéi dào

标准定位： 在下腹部，髂前上棘内下 0.5 寸。

刺法： 向前下方斜刺 0.8~1.5 寸。

功效： 调冲任，理下焦。

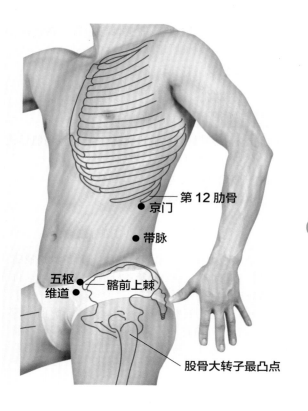

第 12 肋骨

● 京门

带脉

GB

五枢 ●
维道 ●——髂前上棘

股骨大转子最凸点

GB 29 居髎 Jū liáo

标准定位： 在臀区，髂前上棘与股骨大转子最凸点连线的中点处。

刺法： 直刺或斜刺 1.5~2 寸。

功效： 舒筋活络，强健腰腿。

GB 30 环跳 Huán tiào

标准定位： 在臀区，股骨大转子最凸点与骶管裂孔连线上的外 1/3 与内 2/3 交点处。

刺法： 直刺 2~2.5 寸。

功效： 祛风湿，利腰腿。

取穴法

渊腋：腋中线上，第 4 肋间隙。辄筋：渊腋前 1 寸，第 4 肋间隙。京门：第 12 肋端。带脉：第 11 肋端直下，横平肚脐。五枢：髂前上棘内侧，横平脐下 3 寸。维道：五枢斜下 0.5 寸。居髎：髂前上棘与股骨大转子连线的中点。环跳：股骨大转子与骶管裂孔连线的外 1/3 与内 2/3 交点处。

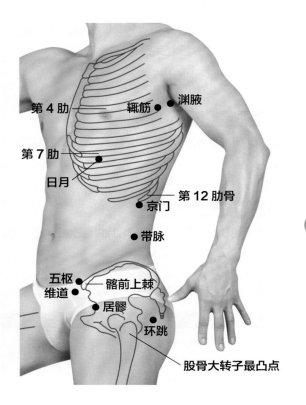

第 4 肋

辄筋

渊腋

第 7 肋

日月

第 12 肋骨

京门

带脉

五枢

维道

髂前上棘

居髎

环跳

股骨大转子最凸点

GB 31　风市 Fēng shì

标准定位： 在股部，直立垂手，掌心贴于大腿时，中指尖所指凹陷中，髂胫束后缘。

刺法： 直刺 1~1.5 寸。

功效： 祛风湿，调气血，通经络。

GB 32　中渎 Zhōng dú

标准定位： 在股部，腘横纹上 7 寸，髂胫束后缘。

刺法： 直刺 1~1.5 寸。

功效： 通经活络，祛风散寒。

GB 33　膝阳关 Xī yáng guān

标准定位： 在膝部，股骨外上髁后上缘，股二头肌腱与髂胫束之间的凹陷中。

刺法： 直刺 0.8~1 寸。

功效： 舒筋脉，利关节，祛风湿。

GB 34　阳陵泉 Yáng líng quán 胆经合穴，胆之下合穴，八会穴之筋会

标准定位： 在小腿外侧，腓骨头前下方凹陷中。

刺法： 直刺或斜向下刺 1~1.5 寸。

功效： 清热息风，消肿止痛。

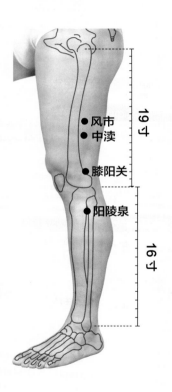

● 风市
● 中渎

● 膝阳关

● 阳陵泉

19寸

16寸

GB

GB 35 阳交 Yáng jiāo 阳维脉郄穴

标准定位：在小腿外侧，外踝尖上 7 寸，腓骨后缘。

刺法：直刺 0.5~0.8 寸。

功效：舒筋活络，安神定志。

GB 36 外丘 Wài qiū 胆经郄穴

标准定位：在小腿外侧，外踝尖上 7 寸，腓骨前缘。

刺法：直刺 0.5~0.8 寸。

功效：疏肝理气，通经活络。

GB 37 光明 Guāng míng 胆经络穴

标准定位：在小腿外侧，外踝尖上 5 寸，腓骨前缘。

刺法：直刺 0.5~0.8 寸。

功效：疏肝明目，通经活络。

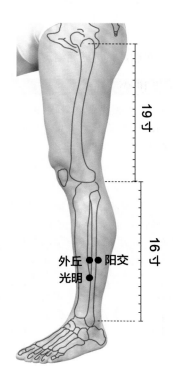

19寸

GB

16寸

外丘 ●● 阳交
光明 ●

GB 38 阳辅 Yáng fǔ 胆经经穴

标准定位：在小腿外侧，外踝尖上 4 寸，腓骨前缘。

刺法：直刺 0.5~0.8 寸。

功效：清热散风，舒筋活络。

GB 39 悬钟 Xuán zhōng 八会穴之髓会

标准定位：在小腿外侧，外踝尖上 3 寸，腓骨前缘。

刺法：直刺 0.5~0.8 寸。

功效：益髓生血，舒筋活络。

取穴法

风市：大腿外侧，髂胫束后缘，直立垂手，中指尖所指凹陷处。中渎：风市下 2 寸，髂胫束后缘。膝阳关：在股骨外上髁后上缘凹陷中。阳陵泉：在腓骨头前下方凹陷中。外丘、阳交：此二穴均在外踝尖上 7 寸，外丘在腓骨前缘，阳交在腓骨后缘。光明、阳辅、悬钟：凡此三穴均在腓骨前缘，光明在外踝尖上 5 寸，阳辅在外踝尖上 4 寸，悬钟在外踝尖上 3 寸。

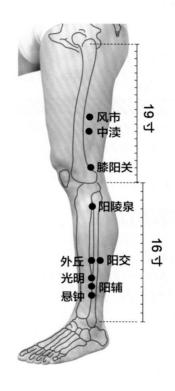

风市
中渎

19寸

膝阳关

阳陵泉

16寸

外丘 ● ● 阳交
光明 ●
悬钟 ● ● 阳辅

GB

GB 40　丘墟 Qiū xū 胆之原穴

标准定位： 在踝区，外踝的前下方，趾长伸肌腱的外侧凹陷中。

刺法： 直刺 0.5~0.8 寸。

功效： 清暑泄热，凉血解毒，醒脑安神，舒筋活络。

GB 41　足临泣 Zú lín qì 胆经输穴，八脉交会穴——通带脉

标准定位： 在足背，第 4、5 跖骨底结合部的前方，第 5 趾长伸肌腱外侧凹陷中。

刺法： 直刺 0.5~0.8 寸。

功效： 疏肝解郁，息风泻火。

GB 42　地五会 Dì wǔ huì

标准定位： 在足背，第 4、5 跖骨间，第 4 跖趾关节近端凹陷中。

刺法： 直刺或斜刺 0.5~0.8 寸。

功效： 疏肝利胆，通经活络。

第 5 趾长伸肌腱

外踝尖

● 丘墟

地五会 ●

足临泣 ● ●

GB

GB 43 侠溪 Xiá xī 胆经荥穴

标准定位： 在足背，第 4、5 趾间，趾蹼缘后方赤白肉际处。

刺法： 直刺或斜刺 0.3~0.5 寸。

功效： 清热息风，消肿止痛。

GB 44 足窍阴 Zú qiào yīn 胆经井穴

标准定位： 在足趾，第 4 趾末节外侧，趾甲根角侧后方 0.1 寸（指寸）。

刺法： 直刺 0.1~0.2 寸。

功效： 清热解郁，通经活络。

取穴法
丘墟：在外踝前下方凹陷中。足临泣：在第 4、5 跖骨结合部的前方，第 5 趾长伸肌腱外侧。地五会：在第 4、5 跖骨之间，跖趾关节近端凹陷中，第 5 趾长伸肌腱内侧。侠溪：在第 4、5 趾间，跖趾关节远端赤白肉际处。足窍阴：在第 4 趾外侧趾甲根角侧上方 0.1 寸处。

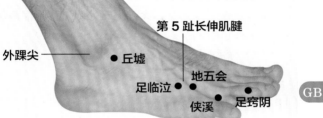

第 5 趾长伸肌腱

外踝尖 —————

丘墟

地五会

足临泣

侠溪

足窍阴

GB

第十三章　足厥阴肝经

足厥阴肝经经脉循行方向是从足走腹上胸，一侧 14 穴，首穴大敦，末穴期门。

LR 1　大敦 Dà dūn 肝经井穴

标准定位： 在足趾，大趾末节外侧，趾甲根角侧后方 0.1 寸（指寸）。

刺法： 斜刺 0.1~0.2 寸。

功效： 回阳救逆，调经止淋。

LR 2　行间 Xíng jiān 肝经荥穴

标准定位： 在足背，第 1、2 趾间，趾蹼缘后方赤白肉际处。

刺法： 直刺 0.5~0.8 寸。

功效： 平肝潜阳，泻热安神，凉血止血。

胫骨前肌腱————————

————— 蹈长伸肌腱

● 行间

● 大敦

LR 3 **太冲 Tài chōng** 肝经输穴、原穴

标准定位： 在足背，当第 1、2 跖骨间，跖骨底结合部前方凹陷中，或触及动脉搏动。

刺法： 直刺 0.5~0.8 寸。

功效： 平肝息风，疏肝养血。

LR 4 **中封 * Zhōng fēng** 肝经经穴

标准定位： 在踝区，内踝前，胫骨前肌腱与踇长伸肌腱之间的凹陷处。

刺法： 直刺 0.5~0.8 寸。

功效： 清肝胆热，通利下焦，舒筋活络。

取穴法

大敦： 足大趾外侧趾甲根角侧上方 0.1 寸处。
行间： 第 1、2 趾间，跖趾关节远端赤白肉际处。
太冲： 第 1、2 跖骨间，跖骨基底结合部前方凹陷中。
中封： 内踝前 1 寸，胫骨前肌腱与踇长伸肌腱之间的凹陷中。

---

*本穴定位与国家标准不同，考证详见：[1] 刘乃刚，郭长青. 中封穴定位考 [J]. 上海针灸杂志，2010, 29（12）:809–810. [2] 李恒. 李鼎教授谈中封穴的定位问题 [J]. 上海针灸杂志，2011, 30（7）:497–499.

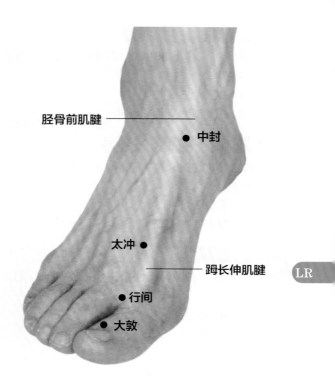

胫骨前肌腱

● 中封

太冲 ●

── 踇长伸肌腱

● 行间

● 大敦

LR 5 蠡沟 Lí gōu 肝经络穴

标准定位：在小腿内侧，内踝尖上 5 寸，胫骨内侧面的中央。

刺法：平刺 0.5~0.8 寸。

功效：疏肝理气，调经止带。

LR 6 中都 Zhōng dū 肝经郄穴

标准定位：在小腿内侧，内踝尖上 7 寸，胫骨内侧面的中央。

刺法：平刺 0.5~0.8 寸。

功效：疏肝理气，调经止血。

LR 7 膝关 Xī guān

标准定位：在膝部，胫骨内侧髁的下方，阴陵泉（SP 9）后 1 寸。

刺法：直刺 0.8~1 寸。

功效：祛风除湿，疏利关节。

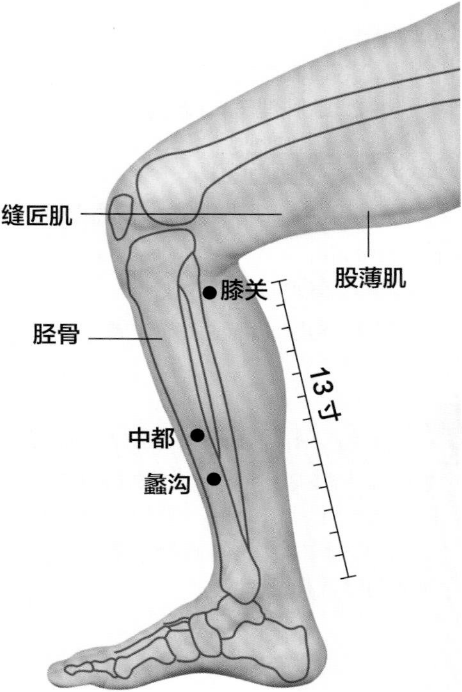

縫匠肌

股薄肌

●膝关

胫骨

13寸

中都 ●

蠡沟 ●

LR

LR 8 曲泉 Qū quán 肝经合穴

标准定位：在膝部，腘横纹内侧端，半腱肌腱内缘凹陷中。

刺法：直刺 1~1.5 寸。

功效：疏肝理气，调经止痛。

LR 9 阴包 Yīn bāo

标准定位：在股内侧，髌底上 4 寸，股薄肌与缝匠肌之间。

刺法：直刺 0.8~1 寸。

功效：利尿通淋，调经止痛。

取穴法

蠡沟、中都：此二穴均在胫骨内侧面骨面上，蠡沟在内踝尖上 5 寸，中都在内踝尖上 7 寸。膝关：阴陵泉后 1 寸。曲泉：胫骨内侧髁与半腱肌之间的凹陷中，腘横纹的内侧端。阴包：髌底上 4 寸，股薄肌与缝匠肌之间。

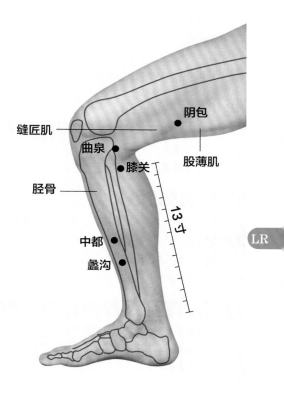

缝匠肌

曲泉

胫骨

中都

蠡沟

阴包

股薄肌

膝关

13寸

LR

LR 10 足五里 Zú wǔ lǐ

标准定位: 在股内侧, 气冲 (ST 30) 直下 3 寸,
动脉搏动处。

刺法: 直刺 0.5~0.8 寸。

功效: 疏肝理气, 清热利湿。

LR 11 阴廉 Yīn lián

标准定位: 在股内侧, 气冲 (ST 30) 直下 2 寸。

刺法: 直刺 0.8~1 寸。

功效: 调经止带, 通经活络。

LR 12 急脉 Jí mài

标准定位: 在腹股沟区, 横平耻骨联合上缘, 前
正中线旁开 2.5 寸处。

刺法: 直刺 0.5~1 寸。

功效: 疏肝胆, 理下焦。

LR 13 章门 Zhāng mén 脾之募穴, 八会穴之脏会

标准定位: 在侧腹部, 第 11 肋游离端的下际。

刺法: 斜刺 0.5~0.8 寸。

功效: 疏肝健脾, 降逆平喘。

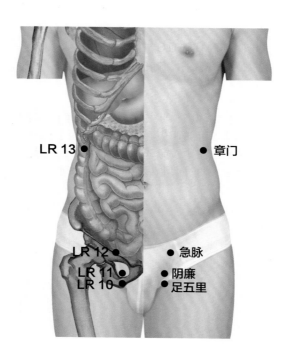

LR 13 ●

● 章门

LR 12 ●

● 急脉

LR 11 ●

● 阴廉

LR 10 ●

● 足五里

LR 14 期门 Qī mén 肝之募穴

标准定位： 在胸部，第 6 肋间隙，前正中线旁开 4 寸。

刺法： 斜刺 0.5~0.8 寸。

功效： 平肝潜阳，疏肝健脾。

取穴法

足五里、阴廉：此二穴均在气冲直下，足五里在气冲直下 3 寸，阴廉在气冲直下 2 寸。急脉：在腹股沟中，前正中线旁开 2.5 寸。章门：在第 11 肋游离端下际。期门：乳头直下，第 6 肋间隙。

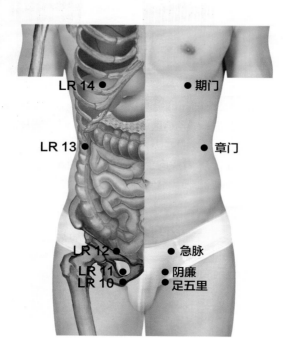

LR 14 ● 期门

LR 13 ● 章门

LR 12 ● 急脉

LR 11 ● 阴廉

LR 10 ● 足五里

LR

第十四章 督脉

督脉经脉循行方向是从会阴沿后正中线上行过头顶至龈交，共 29 穴，首穴长强，末穴龈交。

GV 1 长强 Cháng qiáng 督脉络穴

标准定位： 在会阴区，尾骨下方，尾骨端与肛门连线的中点处。

刺法： 斜刺，针尖向上与骶骨平行刺入 0.5~1 寸。

功效： 育阴潜阳，益气固脱。

GV 2 腰俞 Yāo shù

标准定位： 在骶区，正对骶管裂孔，后正中线上。

刺法： 向上斜刺 0.5~1 寸。

功效： 补肾调经，强健筋骨。

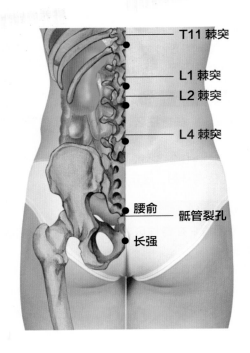

T11 棘突

L1 棘突

L2 棘突

L4 棘突

腰俞　　骶管裂孔

长强

GV

GV 3 腰阳关 Yāo yáng guān

标准定位：在脊柱区，第4腰椎棘突下凹陷中，后正中线上。

刺法：直刺 0.5~1 寸。

功效：补益下元，强壮腰肾。

GV 4 命门 Mìng mén

标准定位：在脊柱区，第2腰椎棘突下凹陷中，后正中线上。

刺法：直刺 0.5~1 寸。

功效：固精壮阳，培元补肾。

GV 5 悬枢 Xuán shū

标准定位：在脊柱区，第1腰椎棘突下凹陷中，后正中线上。

刺法：直刺 0.5~1 寸。

功效：强腰益肾，涩肠固脱。

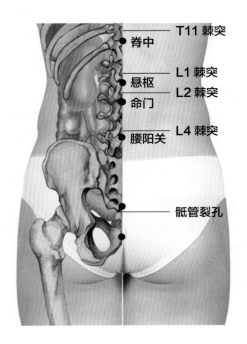

T11 棘突
脊中

L1 棘突
悬枢
L2 棘突
命门

L4 棘突
腰阳关

骶管裂孔

GV 6　脊中 Jǐ zhōng

标准定位：在脊柱区，第 11 胸椎棘突下凹陷中，后正中线上。

刺法：斜刺 0.5~1 寸。

功效：调理肠胃，益肾宁神。

GV 7　中枢 Zhōng shū

标准定位：在脊柱区，第 10 胸椎棘突下凹陷中，后正中线上。

刺法：斜刺 0.5~1 寸。

功效：强腰补肾，和胃止痛。

GV 8　筋缩 Jīn suō

标准定位：在脊柱区，第 9 胸椎棘突下凹陷中，后正中线上。

刺法：斜刺 0.5~1 寸。

功效：舒筋壮阳，醒脑安神。

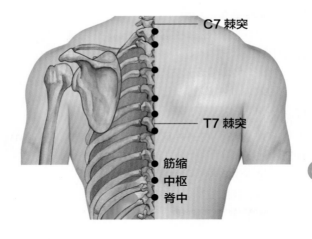

C7 棘突

T7 棘突

筋缩

中枢

脊中

GV 9 至阳 Zhì yáng

标准定位： 在脊柱区，第 7 胸椎棘突下凹陷中，后正中线上。

刺法： 斜刺 0.5~1 寸。

功效： 利湿退黄，健脾和胃，止咳平喘。

GV 10 灵台 Líng tái

标准定位： 在脊柱区，第 6 胸椎棘突下凹陷中，后正中线上。

刺法： 斜刺 0.5~1 寸。

功效： 清热解毒，宣肺定喘，舒筋活络。

GV 11 神道 Shén dào

标准定位： 在脊柱区，第 5 胸椎棘突下凹陷中，后正中线上。

刺法： 斜刺 0.5~1 寸。

功效： 镇惊安神，理气宽胸。

GV 12 身柱 Shēn zhù

标准定位： 在脊柱区，第 3 胸椎棘突下凹陷中，后正中线上。

刺法： 斜刺 0.5~1 寸。

功效： 清热宣肺，醒神定痉，活血通络。

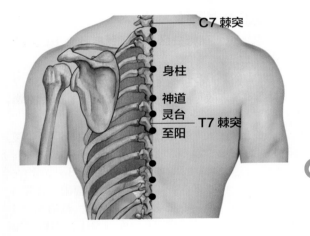

C7 棘突

身柱

神道

灵台

至阳

T7 棘突

GV

陶道 Táo dào

标准定位：在脊柱区，第 1 胸椎棘突下凹陷中，后正中线上。

刺法：斜刺 0.5~1 寸。

功效：清热解表，安神截疟，舒筋通络。

GV 14 大椎 Dà zhuī

标准定位：在脊柱区，第 7 颈椎棘突下凹陷中，后正中线上。

刺法：斜刺 0.5~1 寸。

功效：解表散寒，镇静安神，肃肺调气，清热解毒。

取穴法

长强：在尾骨端与肛门之间。腰俞：在骶骨裂孔中。腰阳关、命门、悬枢、脊中、筋缩、至阳、灵台、神道、身柱、陶道、大椎：凡此十一穴均在背部，后正中线上，相应棘突下缘。腰阳关在第 4 腰椎棘突下，命门在第 2 腰椎棘突下，悬枢在第 1 腰椎棘突下，脊中在第 11 胸椎棘突下，中枢在第 10 胸椎棘突下，筋缩在第 9 胸椎棘突下，至阳在第 7 胸椎棘突下，灵台在第 6 胸椎棘突下，神道在第 5 胸椎棘突下，身柱在第 3 胸椎棘突下，陶道在第 1 胸椎棘突下，大椎在第 7 颈椎棘突下。

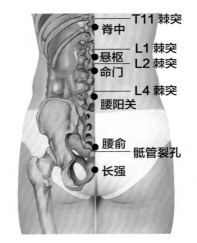

- T11 棘突
- 脊中
- L1 棘突
- 悬枢
- L2 棘突
- 命门
- L4 棘突
- 腰阳关
- 腰俞
- 骶管裂孔
- 长强

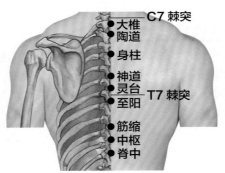

- C7 棘突
- 大椎
- 陶道
- 身柱
- 神道
- 灵台
- T7 棘突
- 至阳
- 筋缩
- 中枢
- 脊中

GV

GV 15 哑门 Yǎ mén

标准定位： 在颈后区，第 2 颈椎棘突上际凹陷中，后正中线上。

刺法： 伏案正坐位，使头微前倾，项肌放松，向下颌方向缓慢刺入 0.5~1 寸。

功效： 开喑通窍，清心宁志。

GV 16 风府 Fēng fǔ

标准定位： 在颈后区，枕外隆凸直下，两侧斜方肌之间凹陷中。

刺法： 伏案正坐位，使头微前倾，项肌放松，向下颌方向缓慢刺入 0.5~1 寸。

功效： 清热息风，醒脑开窍。

GV 17 脑户 Nǎo hù

标准定位： 在头部，枕外隆凸的上缘凹陷中。

刺法： 平刺 0.5~0.8 寸。

功效： 清头明目，镇痉安神。

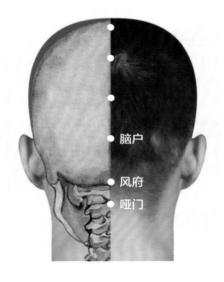

脑户

风府

哑门

 GV

(GV 18) 强间 Qiáng jiān

标准定位: 在头部，后发际正中直上 4 寸。

刺法: 平刺 0.5~0.8 寸。

功效: 宁心安神，通络止痛。

(GV 19) 后顶 Hòu dǐng

标准定位: 在头部，后发际正中直上 5.5 寸。

刺法: 平刺 0.5~0.8 寸。

功效: 清热止痛，宁心安神。

(GV 20) 百会 Bǎi huì

标准定位: 在头部，前发际正中直上 5 寸。

刺法: 平刺 0.5~0.8 寸。

功效: 升阳固脱，开窍宁神。

(GV 21) 前顶 Qián dǐng

标准定位: 在头部，前发际正中直上 3.5 寸。

刺法: 平刺 0.3~0.5 寸。

功效: 清热通窍，健脑安神。

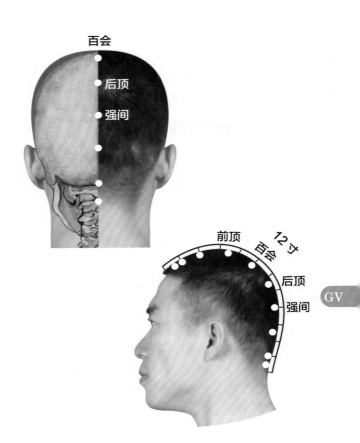

百会

后顶

强间

前顶

12寸

百会

后顶

强间

GV

GV 22 囟会 Xìn huì

标准定位： 在头部，前发际正中直上 2 寸。

刺法： 平刺 0.3~0.5 寸。

功效： 醒脑开窍，清头散风。

GV 23 上星 Shàng xīng

标准定位： 在头部，前发际正中直上 1 寸。

刺法： 平刺 0.5~0.8 寸。

功效： 散风清热，宁心通窍。

GV 24 神庭 Shén tíng

标准定位： 在头部，前发际正中直上 0.5 寸。

刺法： 平刺 0.3~0.5 寸。

功效： 潜阳安神，醒脑息风。

取穴法

哑门：后发际正中直上 0.5 寸。风府：后发际正中直上 1 寸。脑户：在枕外隆凸上缘凹陷中。强间：后发际正中直上 4 寸。后顶：后发际正中直上 5.5 寸。百会：折耳向前，两耳尖连线与头正中线交点处。前顶：前发际正中直上 3.5 寸。囟会：前发际正中直上 2 寸。上星：前发际正中直上 1 寸。神庭：前发际正中直上 0.5 寸。

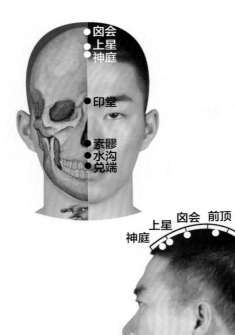

GV

GV 25 素髎 Sù liáo

标准定位： 在面部，鼻尖的正中央。

刺法： 向上斜刺 0.3~0.5 寸。

功效： 通利鼻窍，开窍醒神。

GV 26 水沟 Shuǐ gōu

标准定位： 在面部，人中沟的上 1/3 与中 1/3 交点处。

刺法： 向上斜刺 0.3~0.5 寸。

功效： 醒脑开窍，通经活络。

GV 27 兑端 Duì duān

标准定位： 在面部，上唇结节的中点。

刺法： 斜刺 0.2~0.3 寸。

功效： 开窍醒神，散风泻热。

GV 28 龈交 Yín jiāo

标准定位： 在上唇内，上唇系带与上牙龈的交点。

刺法： 向上斜刺 0.2~0.3 寸。

功效： 活血清热，安神定志，舒筋止痛。

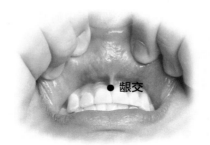

龈交

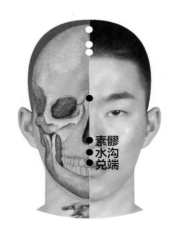

素髎
水沟
兑端

GV

GV 29 印堂 Yìn táng

标准定位： 在头部，两眉毛内侧端中间的凹陷中。

刺法： 向上斜刺 0.2~0.3 寸。

功效： 镇惊安神，活络疏风。

取穴法

素髎：在鼻尖。水沟：在人中沟上 1/3 与中 1/3 交点处。兑端：上唇中点，黏膜与皮肤交点处。龈交：上唇系带与牙龈的交点处。印堂：两眉毛内侧端连线的中点。

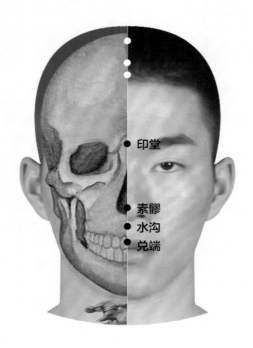

印堂

素髎
水沟
兑端

第十五章　任脉

任脉经脉循行方向是从会阴沿前正中线上行至承浆，一侧 24 穴，首穴会阴，末穴承浆。

CV 1　会阴 Huì yīn

标准定位： 会阴区，男性在阴囊根部与肛门连线的中点，女性在大阴唇后联合与肛门连线的中点。

刺法： 直刺 0.5~1 寸。

功效： 醒神开窍，通利下焦。

CV 2　曲骨 Qū gǔ

标准定位： 在下腹部，耻骨联合上缘，前正中线上。

刺法： 直刺 0.5~1 寸。

功效： 涩精举阳，补肾利尿，调经止带。

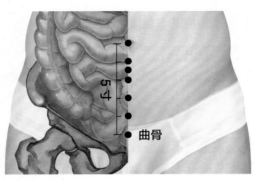

5寸

曲骨

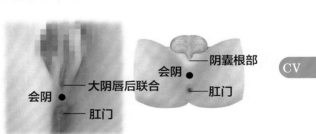

会阴

大阴唇后联合

肛门

阴囊根部

会阴

肛门

CV

CV 3 中极 Zhōng jí 膀胱之募穴

标准定位：在下腹部，脐中下 4 寸，前正中线上。

刺法：直刺 0.5~1 寸。

功效：清利湿热，益肾调经，通阳化气。

CV 4 关元 Guān yuán 小肠之募穴

标准定位：在下腹部，脐中下 3 寸，前正中线上。

刺法：直刺 0.5~1 寸。

功效：培元固脱，温肾壮阳，调经止带。

CV 5 石门 Shí mén 三焦之募穴

标准定位：在下腹部，当脐中下 2 寸，前正中线上。

刺法：直刺 0.5~1 寸。

功效：健脾益肾，清利下焦。

CV 6 气海 Qì hǎi

标准定位：在下腹部，脐中下 1.5 寸，前正中线上。

刺法：直刺 0.5~1 寸。

功效：补气健脾，调理下焦，培元固本。

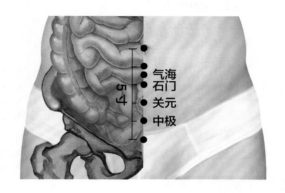

气海
石门
关元
中极

5寸

CV 7 阴交 Yīn jiāo

标准定位：在下腹部，脐中下 1 寸，前正中线上。

刺法：直刺 0.5~1 寸。

功效：利水消肿，调经理血，温补下元。

CV 8 神阙 Shén què

标准定位：在脐区，脐中央。

刺法：禁刺。

功效：温阳救逆，利水消肿。

CV 9 水分 Shuǐ fēn

标准定位：在上腹部，脐中上 1 寸，前正中线上。

刺法：直刺 0.5~1 寸。

功效：利水消肿，健脾和胃。

CV 10 下脘 Xià wǎn

标准定位：在上腹部，脐中上 2 寸，前正中线上。

刺法：直刺 0.5~1 寸。

功效：和胃健脾，消积化滞。

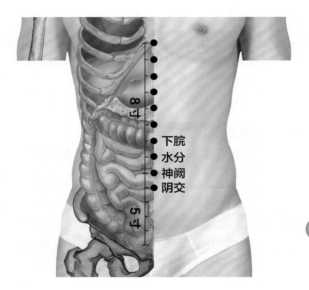

8寸

5寸

下脘
水分
神阙
阴交

CV

CV 11 建里 Jiàn lǐ

标准定位： 在上腹部，脐中上 3 寸，前正中线上。

刺法： 直刺 0.5~1 寸。

功效： 和胃健脾，降逆利水。

CV 12 中脘 Zhōng wǎn 胃之募穴，八会穴之腑会

标准定位： 在上腹部，脐中上 4 寸，前正中线上。

刺法： 直刺 0.5~1 寸。

功效： 和胃健脾，温中化湿。

CV 13 上脘 Shàng wǎn

标准定位： 在上腹部，脐中上 5 寸，前正中线上。

刺法： 直刺 0.5~1 寸。

功效： 和胃降逆，宽胸宁神。

CV 14 巨阙 Jù què 心之募穴

标准定位： 在上腹部，脐中上 6 寸，前正中线上。

刺法： 直刺 0.5~1 寸。

功效： 化痰宁心，理气和胃。

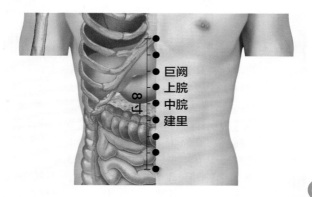

巨阙
上脘
中脘
建里

8寸

(CV 15) 鸠尾 Jiū wěi 任脉络穴

标准定位： 在上腹部，剑胸结合部下 1 寸，前正中线上。

刺法： 斜向下刺 0.5~1 寸。

功效： 宽胸利膈，宁心定志。

取穴法

会阴： 在前后二阴之间，男性在阴囊根部与肛门连线的中点，女性在大阴唇后联合与肛门连线的中点。**曲骨、中极、关元、石门、气海、阴交、神阙、水分、下脘、建里、中脘、上脘、巨阙、鸠尾：** 凡此十四穴均在腹部，前正中线上，曲骨在耻骨联合上缘，除气海在脐中下 1.5 寸，每隔 1 寸一个穴位，中极在脐中下 4 寸，关元在脐中下 3 寸，石门在脐中下 2 寸，阴交在脐中下 1 寸，神阙在脐中，水分在脐中上 1 寸，下脘在脐中上 2 寸，建里在脐中上 3 寸，中脘在脐中上 4 寸，上脘在脐中上 5 寸，巨阙在脐中上 6 寸，鸠尾在脐中上 7 寸。

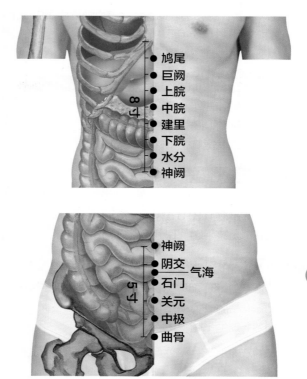

鸠尾

巨阙

上脘

中脘

建里

下脘

水分

神阙

8寸

神阙

阴交

气海

石门

关元

中极

曲骨

5寸

CV 16 中庭 Zhōng tíng

标准定位：在胸部，剑胸结合中点处，前正中线上。

刺法：平刺 0.3~0.5 寸。

功效：宽胸理气，降逆止呕。

CV 17 膻中 Dàn zhōng 心包之募穴，八会穴之气会

标准定位：在胸部，横平第 4 肋间隙，前正中线上。

刺法：平刺 0.3~0.5 寸。

功效：理气宽胸，平喘止咳。

CV 18 玉堂 Yù táng

标准定位：在胸部，横平第 3 肋间隙，前正中线上。

刺法：平刺 0.3~0.5 寸。

功效：止咳平喘，理气宽胸，活络止痛。

CV 19 紫宫 Zǐ gōng

标准定位：在胸部，横平第 2 肋间隙，前正中线上。

刺法：平刺 0.3~0.5 寸。

功效：理气平喘，止咳化痰。

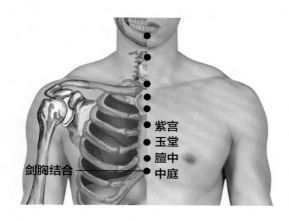

剑胸结合 ————————

紫宫
玉堂
膻中
中庭

CV 20 华盖 Huá gài

标准定位: 在胸部，横平第 1 肋间隙，前正中线上。

刺法: 平刺 0.3~0.5 寸。

功效: 止咳平喘，利咽止痛。

CV 21 璇玑 Xuán jī

标准定位: 在胸部，胸骨上窝下 1 寸，前正中线上。

刺法: 平刺 0.3~0.5 寸。

功效: 宽胸理气，止咳平喘。

CV 22 天突 Tiān tū

标准定位: 在颈前区，胸骨上窝中央，前正中线上。

刺法: 先直刺 0.2~0.3 寸，然后沿胸骨柄后缘、气管前缘缓慢向下刺入 0.5~1 寸。

功效: 宣肺平喘，清音止嗽。

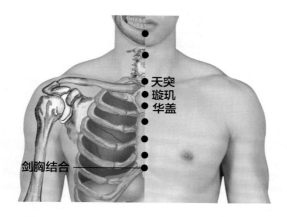

天突
璇玑
华盖

剑胸结合

CV 23 廉泉 Lián quán

标准定位： 在颈前区，喉结上方，舌骨上缘凹陷中，前正中线上。

刺法： 直刺 0.5~0.8 寸。

功效： 通利咽喉，增液通窍。

CV 24 承浆 Chéng jiāng

标准定位： 在面部，颏唇沟的正中凹陷处。

刺法： 斜刺 0.3~0.5 寸。

功效： 祛风通络，镇静消渴。

取穴法

中庭、膻中、玉堂、紫宫、华盖、璇玑：此六穴均在胸部，前正中线上，中庭在剑胸结合处，膻中横平第 4 肋间隙，玉堂横平第 3 肋间隙，紫宫横平第 2 肋间隙，华盖横平第 1 肋间隙，璇玑在胸骨上窝下 1 寸。天突：胸骨上窝中央凹陷中。廉泉：喉结上方凹陷中。承浆：在颏唇沟正中凹陷中。

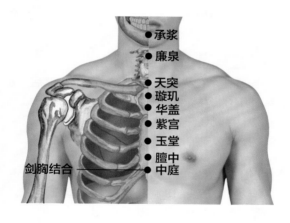

承浆
廉泉
天突
璇玑
华盖
紫宫
玉堂
膻中
中庭

剑胸结合 ————

第十六章 经外奇穴

一 头颈部奇穴

EX-HN 1 四神聪 Sì shén cōng

标准定位： 在头部，百会（GV 20）前、后、左、右各旁开 1 寸，共 4 穴。

刺法： 平刺 0.5~0.8 寸。

功效： 镇静安神，清利头目，醒脑开窍。

EX-HN 2 当阳 Dāng yáng

标准定位： 在头部，瞳孔直上，前发际上 1 寸。

刺法： 向后平刺 0.3~0.5 寸。

功效： 明目醒神，疏风通络。

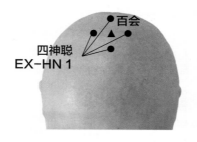

百会

四神聪
EX-HN 1

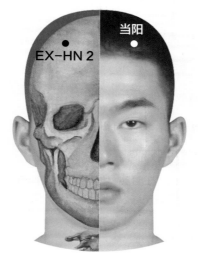

当阳

EX-HN 2

(EX-HN 4) 鱼腰 Yú yāo

标准定位：在额部，瞳孔直上，眉毛中。

刺法：平刺 0.3~0.5 寸。

功效：清肝明目，通络止痛。

(EX-HN 5) 太阳 Tài yáng

标准定位：在头部，眉梢与目外眦之间，向后约一横指的凹陷中。

刺法：直刺或斜刺 0.3~0.5 寸。

功效：清热祛风，解痉止痛。

(EX-HN 6) 耳尖 Ěr jiān

标准定位：在耳区，外耳轮的最高点。

刺法：直刺 0.1~0.2 寸。

功效：泻热凉血，明目止痛。

(EX-HN 7) 球后 Qiú hòu

标准定位：在面部，眶下缘外 1/4 与内 3/4 交界处。

刺法：沿眶下缘从外下向内上，向视神经孔方向刺 0.5~1 寸。

功效：清热明目。

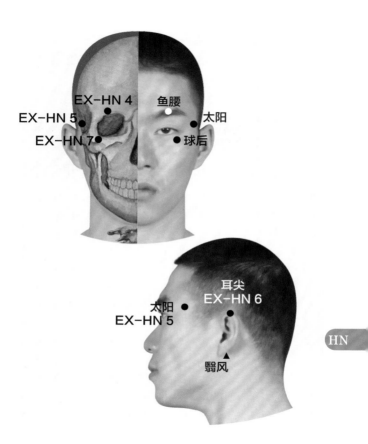

EX-HN 4
EX-HN 5
EX-HN 7
鱼腰
太阳
球后

耳尖
EX-HN 6
太阳
EX-HN 5
翳风

(EX-HN 8) 上迎香 Shàng yíng xiāng

标准定位： 在面部，鼻翼软骨与鼻甲的交界处，近鼻唇沟上端处。

刺法： 向内上方斜刺 0.3~0.5 寸。

功效： 清热通窍，通络止痛。

(EX-HN 9) 内迎香 Nèi yíng xiāng

标准定位： 在鼻孔内，当鼻翼软骨与鼻甲交界的黏膜处。

刺法： 用三棱针点刺出血。

功效： 清热散风，宣通鼻窍。

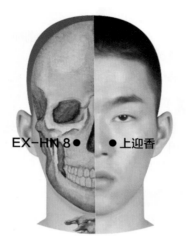

EX-HN 8●　●上迎香

内迎香
EX-HN 9

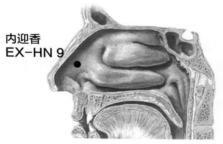

(EX-HN 10) 聚泉 Jù quán

标准定位: 在口腔内,舌背正中缝的中点处。

刺法: 直刺 0.1~0.2 寸。

功效: 清热散风,祛邪开窍。

(EX-HN 11) 海泉 Hǎi quán

标准定位: 在口腔内,舌下系带中点处。

刺法: 用三棱针点刺出血。

功效: 祛邪开窍,生津止渴。

(EX-HN 12) 金津 Jīn jīn

标准定位: 在口腔内,舌下系带左侧的静脉上。

刺法: 点刺出血。

功效: 清热解毒,祛邪开窍。

(EX-HN 13) 玉液 Yù yè

标准定位: 在口腔内,舌下系带右侧的静脉上。

刺法: 点刺出血。

功效: 清热解毒,祛邪开窍。

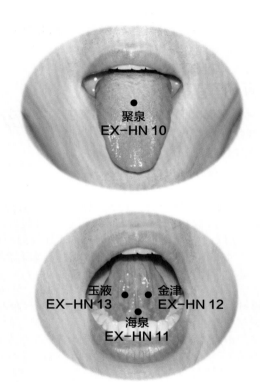

聚泉
EX-HN 10

玉液　　　　金津
EX-HN 13　　EX-HN 12

海泉
EX-HN 11

EX-HN 14 翳明 Yì míng

标准定位： 在项部，翳风（TE 17）后 1 寸。

刺法： 直刺 0.5~1 寸。

功效： 明目聪耳，宁心安神。

EX-HN 15 颈百劳 Jǐng bǎi láo

标准定位： 在颈部，第 7 颈椎棘突直上 2 寸，后正中线旁开 1 寸。

刺法： 直刺 0.5~1 寸。

功效： 滋阴补肺，舒筋通络。

取穴法

　　四神聪： 先取百会，其前、后、左、右各旁开 1 寸。**当阳：** 瞳孔直上，前发际上 1 寸。**鱼腰：** 瞳孔直上，眉毛中。**太阳：** 在眉梢与目外眦连线的中点向后 1 寸的凹陷中。**耳尖：** 折耳向前，耳廓定点取穴。**球后：** 闭目，在眶下缘外 1/4 与内 3/4 交界处。**上迎香：** 鼻翼软骨与鼻甲的交界处。**内迎香：** 仰头，在鼻孔内，鼻翼软骨与鼻甲交界处。**聚泉：** 伸舌，舌背正中缝的中点处。**海泉：** 张口舌抵上腭，舌下系带的中点。**金津：** 张口舌抵上腭，舌下系带左侧的静脉上。**玉液：** 张口舌抵上腭，舌下系带右侧的静脉上。**翳明：** 翳风后 1 寸。**颈百劳：** 第 7 颈椎棘突直上 2 寸，后正中线旁开 1 寸。

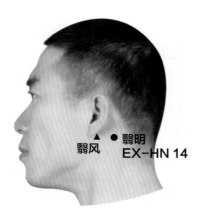

翳风 ▲ ● 翳明
EX-HN 14

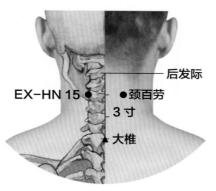

EX-HN 15 ●　　●颈百劳　　后发际

3 寸

▲ 大椎

二 胸腹部奇穴

EX-CA 1 子宫 Zǐ gōng

标准定位： 在下腹部，脐中下 4 寸，前正中线旁开 3 寸。

刺法： 直刺 0.8~1.2 寸。

功效： 调经理血，升提下陷。

取穴法

子宫：脐中下 4 寸，前正中线旁开 3 寸。

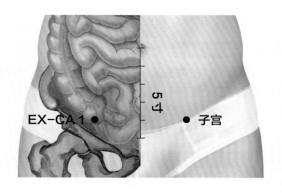

EX-CA1 ●

5寸

● 子宫

三 项背腰部奇穴

EX-B 1 定喘 Dìng chuǎn

标准定位： 在脊柱区，横平第 7 颈椎棘突下，后正中线旁开 0.5 寸。

刺法： 直刺或偏向内侧 0.5~1 寸。

功效： 平喘止咳，通宣理肺。

EX-B 2 夹脊 Jiá jǐ

标准定位： 在脊柱区，第 1 胸椎至第 5 腰椎棘突下两侧，后正中线旁开 0.5 寸，一侧 17 穴。

刺法： 直刺 0.3~0.5 寸。

功效： 调理脏腑，通利关节。

EX-B 3 胃脘下俞 Wèi wǎn xià shù

标准定位： 在脊柱区，横平第 8 胸椎棘突下，后正中线旁开 1.5 寸。

刺法： 斜刺 0.3~0.5 寸。

功效： 和胃化痰，理气止痛。

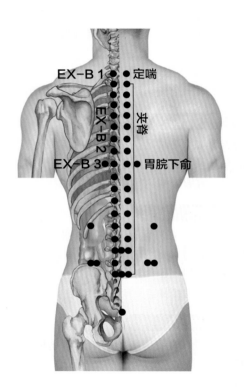

EX-B 1 定喘

夹脊

EX-B 2

EX-B 3 胃脘下俞

B

EX-B 4 痞根 Pǐ gēn

标准定位：在腰区，横平第 1 腰椎棘突下，后正中线旁开 3.5 寸。

刺法：直刺 0.5~1 寸。

功效：调气化瘀，散结消痞，理气止痛。

EX-B 5 下极俞 Xià jí shù

标准定位：在腰区，第 3 腰椎棘突下。

刺法：直刺 0.5~1 寸。

功效：强腰补肾。

EX-B 6 腰宜 Yāo yí

标准定位：在腰区，横平第 4 腰椎棘突下，后正中线旁开约 3 寸。

刺法：直刺 0.5~1 寸。

功效：强健腰膝。

EX-B 7 腰眼 Yāo yǎn

标准定位：在腰区，横平第 4 腰椎棘突下，后正中线旁开约 3.5 寸凹陷中。

刺法：直刺 0.5~1 寸。

功效：强腰补肾。

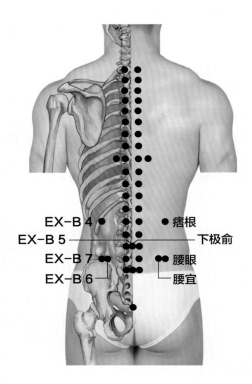

EX-B 4 ●　　　　　　● 痞根
EX-B 5 ──────────── 下极俞
EX-B 7 ●● ● ● ●● 腰眼
EX-B 6 ─────── 腰宜

B

十七椎 Shí qī zhuī

标准定位：在腰区，当后正中线上，第 5 腰椎棘突下凹陷中。

刺法：直刺 0.5~1 寸。

功效：强腰补肾，主理胞宫。

EX-B 9 **腰奇** Yāo qí

标准定位：在骶区，尾骨端直上 2 寸，骶角之间凹陷中。

刺法：向上平刺 1~1.5 寸。

功效：镇惊安神，息风止痛。

取穴法

定喘：横平第 7 颈椎棘突下，后正中线旁开 0.5 寸。夹脊：后正中线旁开 0.5 寸，横平第 1 胸椎至第 5 腰椎棘突下，一侧 17 穴。胃脘下俞：横平第 8 胸椎棘突下，后正中线旁开 1.5 寸。痞根：横平第 1 腰椎棘突下，后正中线旁开 3.5 寸。下极俞：第 3 腰椎棘突下，后正中线上。腰宜：横平第 4 腰椎棘突下，后正中线旁开约 3 寸。腰眼：横平第 4 腰椎棘突下，后正中线旁开约 3.5 寸凹陷中。十七椎：第 5 腰椎棘突下，后正中线上。腰奇：尾骨端直上 2 寸，骶角之间凹陷中。

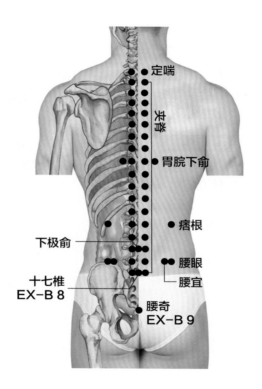

喘定

夹脊

胃脘下俞

痞根

下极俞

腰眼

腰宜

十七椎
EX-B 8

腰奇
EX-B 9

四 上肢部奇穴

EX-UE 1 肘尖 Zhǒu jiān

标准定位： 在肘后区，尺骨鹰嘴的尖端。

刺法： 适合用灸法。

功效： 散结化痰，清热解毒。

EX-UE 2 二白 Èr bái

标准定位： 在前臂前区，腕掌侧远端横纹上4寸，桡侧腕屈肌腱的两侧，一肢2穴。

刺法： 直刺0.5~0.8寸。

功效： 调和气血，提肛消痔。

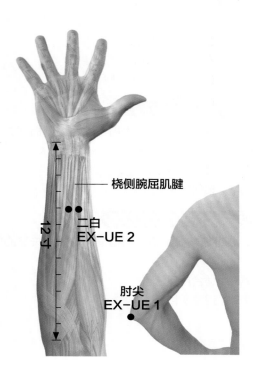

桡侧腕屈肌腱

12寸

二白
EX-UE 2

肘尖
EX-UE 1

UE

(EX-UE 3) 中泉 Zhōng quán

标准定位： 在前臂后区，腕背侧远端横纹上，指总伸肌腱桡侧的凹陷中。

刺法： 直刺 0.3~0.5 寸。

功效： 行气止痛，止咳平喘。

(EX-UE 4) 中魁 Zhōng kuí

标准定位： 在手指，中指背面，近侧指间关节的中点处。

刺法： 适合用灸法。

功效： 理气和中。

(EX-UE 5) 大骨空 Dà gǔ kōng

标准定位： 在手指，拇指背面，指间关节的中点处。

刺法： 适合用灸法。

功效： 退翳明目。

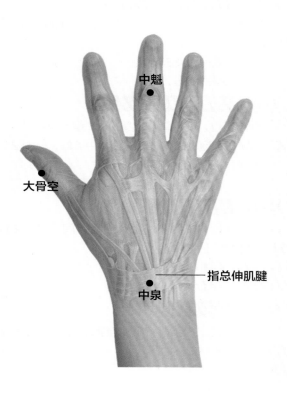

中魁

大骨空

指总伸肌腱

中泉

EX-UE 6 小骨空 Xiǎo gǔ kōng

标准定位： 在手指，小指背面，近侧指间关节的中点处。

刺法： 适合用灸法。

功效： 明目止痛。

EX-UE 7 腰痛点 Yāo tòng diǎn

标准定位： 在手背，当第 2、3 掌骨及第 4、5 掌骨间，腕背侧远端横纹与掌指关节中点处，一侧 2 穴。

刺法： 斜刺 0.5~0.8 寸。

功效： 舒筋活络，化瘀止痛。

EX-UE 8 外劳宫 Wài láo gōng

标准定位： 在手背，第 2、3 掌骨间，掌指关节后 0.5 寸（指寸）凹陷中。

刺法： 直刺 0.5~0.8 寸。

功效： 通经活络，祛风止痛。

EX-UE 9 八邪 Bā xié

标准定位： 在手背，第 1 至第 5 指间，指蹼缘后方赤白肉际处，左右共 8 穴。

刺法： 向上斜刺 0.5~0.8 寸。

功效： 祛邪通络，清热解毒。

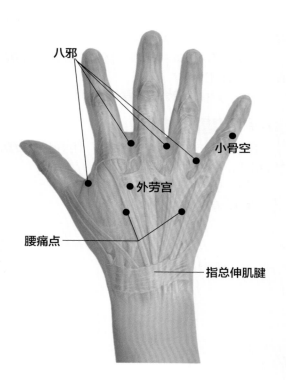

八邪

小骨空

外劳宫

腰痛点

指总伸肌腱

UE

(EX-UE 10) 四缝 Sì fèng

标准定位： 在手指，第 2 至 5 指掌面的近侧指间关节横纹的中央，一手 4 穴。

刺法： 点刺 0.1~0.2 寸，挤出少量黄白色透明样黏液或出血。

功效： 消食化积，祛痰导滞。

(EX-UE 11) 十宣 Shí xuān

标准定位： 在手指，十指尖端，距指甲游离缘 0.1 寸（指寸），左右共 10 穴。

刺法： 直刺 0.1~0.2 寸。

功效： 泻热救逆。

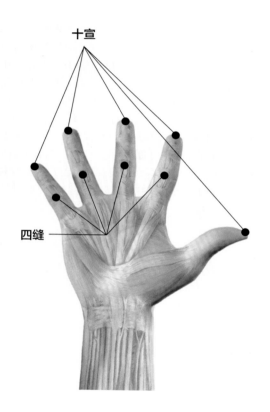

十宣

四缝

UE

　　肘尖：尺骨鹰嘴的尖端。**二白**：腕掌侧远端横纹上4寸，桡侧腕屈肌腱的两侧。**中泉**：腕背侧远端横纹上，指总伸肌腱桡侧的凹陷中。**中魁**：中指背面近侧指间关节的中点。**大骨空**：拇指背面指间关节的中点。**小骨空**：小指背面近侧指间关节的中点。**腰痛点**：在第2、3掌骨及第4、5掌骨间，掌骨基底结合部前方凹陷中。**外劳宫**：第2、3掌骨间，掌指关节后0.5寸凹陷中。**八邪**：在第1至第5指间纹缝端，赤白肉际中。**四缝**：第2至5指掌面的近侧指间关节横纹的中央。**十宣**：在手十指尖端距指甲游离缘0.1寸处。

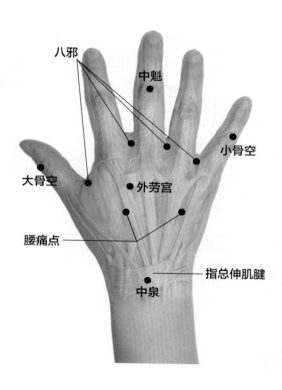

八邪

中魁

小骨空

大骨空

外劳宫

腰痛点

指总伸肌腱

中泉

五 下肢部奇穴

EX-LE 1 髋骨 Kuān gǔ

标准定位: 在股前区,当梁丘(ST 34)两旁各 1.5 寸,一侧 2 穴。

刺法: 直刺 0.5~0.8 寸。

功效: 祛湿清热,通利关节。

EX-LE 2 鹤顶 Hè dǐng

标准定位: 在膝前区,髌底中点的上方凹陷处。

刺法: 直刺 0.5~0.8 寸。

功效: 通利关节。

EX-LE 3 百虫窝 Bǎi chóng wō

标准定位: 在股前区,髌底内侧端上 3 寸。

刺法: 直刺 0.5~1 寸。

功效: 活血祛风,驱虫除积。

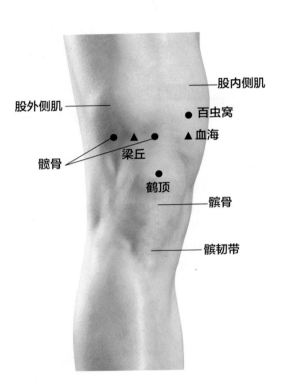

股内侧肌

● 百虫窝

股外侧肌

▲ 血海

髌骨

梁丘

鹤顶

髌骨

髌韧带

EX-LE 4 内膝眼 Nèi xī yǎn

标准定位: 在膝部，髌韧带内侧凹陷处的中央。

刺法: 斜刺 0.5~1 寸。

功效: 除湿活络，通利关节。

EX-LE 6 胆囊 Dǎn náng

标准定位: 在小腿外侧，腓骨小头直下 2 寸。

刺法: 直刺 1~1.5 寸。

功效: 利胆通腑。

EX-LE 7 阑尾 Lán wěi

标准定位: 在小腿外侧，髌韧带外侧凹陷下 5 寸，胫骨前嵴外一横指。

刺法: 直刺 0.5~1 寸。

功效: 清热化邪，通利腑气。

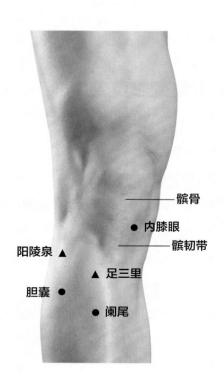

髌骨

● 内膝眼

髌韧带

阳陵泉 ▲

▲ 足三里

胆囊 ●

● 阑尾

EX-LE 8 内踝尖 Nèi huái jiān

标准定位: 在踝区，内踝尖的最凸起处。

刺法: 三棱针点刺出血。

功效: 舒筋活络。

EX-LE 9 外踝尖 Wài huái jiān

标准定位: 在踝区，外踝的最凸起处。

刺法: 三棱针点刺出血。

功效: 舒筋活络。

EX-LE 10 八风 Bā fēng

标准定位: 在足背，第1至第5趾间，趾蹼缘后方赤白肉际处，左右共8穴。

刺法: 斜刺 0.5~0.8 寸。

功效: 祛风通络，清热解毒。

EX-LE 11 独阴 Dú yīn

标准定位: 在足底，第2趾的跖侧远端趾间关节横纹的中点。

刺法: 直刺 0.1~0.2 寸。

功效: 通调冲任。

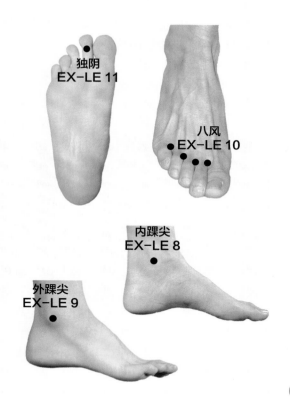

独阴
EX-LE 11

八风
EX-LE 10

内踝尖
EX-LE 8

外踝尖
EX-LE 9

EX-LE 12 气端 Qì duān

标准定位： 在足趾，十趾端的中央，距趾甲游离缘 0.1 寸（指寸），左右共 10 穴。

刺法： 直刺 0.1~0.2 寸。

功效： 通络开窍。

取穴法

髋骨： 横平梁丘，其左右各 1.5 寸。**鹤顶：** 髌底中点的上方凹陷处。**百虫窝：** 髌底内侧端上 3 寸。**内膝眼：** 髌韧带内侧凹陷中。**胆囊：** 阳陵泉直下 2 寸左右压痛最明显处。**阑尾：** 足三里直下 2 寸左右压痛最明显处。**内踝尖：** 内踝的尖端。**外踝尖：** 外踝的尖端。**八风：** 第 1 至第 5 趾间纹缝端，赤白肉际中。**独阴：** 在足第 2 趾的跖侧远端趾间关节横纹的中点。**气端：** 在足十趾尖端距趾甲游离缘 0.1 寸处。

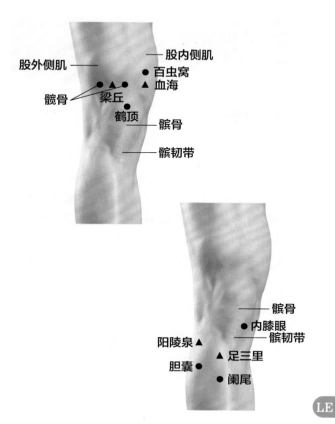

股外侧肌 ————

股内侧肌

百虫窝

血海

髌骨

梁丘

鹤顶

髌骨

髌韧带

髌骨

内膝眼

髌韧带

阳陵泉 ▲

足三里

胆囊

阑尾

LE

第十七章 常用针灸歌诀

经脉循行顺序

经脉循行顺序歌诀

肺大胃脾心小肠，膀肾包焦胆肝乡。

即十二经脉循行顺序为手太阴肺经→手阳明大肠经→足阳明胃经→足太阴脾经→手少阴心经→手太阳小肠经→足太阳膀胱经→足少阴肾经→手厥阴心包经→手少阳三焦经→足少阳胆经→足厥阴肝经→手太阴肺经

经脉循行规律

手之三阴，从藏走手，
手之三阳，从手走头，
足之三阳，从头走足，
足之三阴，从足走腹。

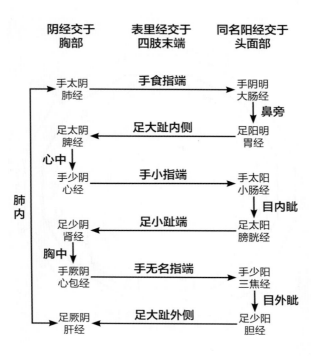

阴经交于 胸部	表里经交于 四肢末端	同名阳经交于 头面部
手太阴 肺经	**手食指端**	手阴明 大肠经
		↓ **鼻旁**
足太阴 脾经	← **足大趾内侧**	足阳明 胃经
心中 ↓		
手少阴 心经	**手小指端** →	手太阳 小肠经
		↓ **目内眦**
足少阴 肾经	← **足小趾端**	足太阳 膀胱经
胸中 ↓		
手厥阴 心包经	**手无名指端** →	手少阳 三焦经
		目外眦 ↓
足厥阴 肝经	← **足大趾外侧**	足少阳 胆经

肺内

十二经循环交接规律表

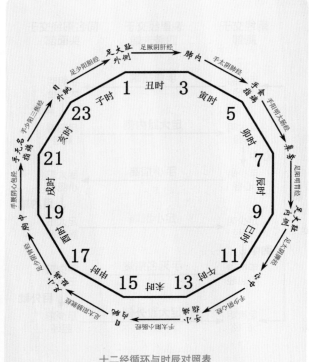

十二经循环与时辰对照表

四总穴歌

肚腹三里留，腰背委中求，

头项寻列缺，面口合谷收。

后世又加：

心胸取内关，小腹三阴谋，

酸痛阿是穴，急救刺水沟。

特定穴歌

五输原络背俞募，八脉八会郄下合。

注：特定穴包括五输穴、原穴、络穴、背俞穴、募穴、八脉交会穴、八会穴、郄穴、下合穴九大类。这九大类特定穴都有固定的名称和组成。交会穴也属于特定穴范畴，但是交会穴的记载各书籍均不太一致。

五输穴

五输穴即十二经脉分布在肘、膝关节以下的井、荥、输、经、合五穴，简称"五输"，其分布次序是根据标本根结的理论，从四肢末端向肘膝方向排列的。古代医家把经气在经脉中运行的情况，比作自然界的水流，以说明经气的出入和经过部位的深浅及其不同作用。如经气所出，像水的源头，称为"井"；经气所溜，像刚出的泉水微流，称为"荥"；经气所注，像水流由浅入深，称为"输"；经气所行，像水在通畅的河中流过，称为"经"；最后经气充盛，由此深入，进而汇合于脏腑，恰像百川汇合入海，称为"合"。

五输穴歌（包括原穴）

少商鱼际与太渊，经渠尺泽肺相连；
商阳二三间合谷，阳溪曲池大肠牵。
隐白大都太白脾，商丘阴陵泉要知；
厉兑内庭陷谷胃，冲阳解溪三里随。
少冲少府属于心，神门灵道少海寻；
少泽前谷后溪腕，阳谷小海小肠经。
涌泉然谷与太溪，复溜阴谷肾所宜；
至阴通谷束京骨，昆仑委中膀胱知。
中冲劳宫心包络，大陵间使传曲泽；
关冲液门中渚焦，阳池支沟天井索。
大敦行间太冲看，中封曲泉属于肝；
窍阴侠溪临泣胆，丘墟阳辅阳陵泉。

阴经五输穴表

经脉名称	井（木）	荥（火）	输（土）	经（金）	合（水）
手太阴肺经	少商	鱼际	太渊	经渠	尺泽
手厥阴心包经	中冲	劳宫	大陵	间使	曲泽
手少阴心经	少冲	少府	神门	灵道	少海
足太阴脾经	隐白	大都	太白	商丘	阴陵泉
足少阴肾经	涌泉	然谷	太溪	复溜	阴谷
足厥阴肝经	大敦	行间	太冲	中封	曲泉

阳经五输穴表

经脉名称	井（金）	荥（水）	输（木）	经（火）	合（土）
手阳明大肠经	商阳	二间	三间	阳溪	曲池
手少阳三焦经	关冲	液门	中渚	支沟	天井
手太阳小肠经	少泽	前谷	后溪	阳谷	小海
足阳明胃经	厉兑	内庭	陷谷	解溪	足三里
足少阳胆经	足窍阴	侠溪	足临泣	阳辅	阳陵泉
足太阳膀胱经	至阴	足通谷	束骨	昆仑	委中

原穴

"原"即本原，原气之意。原穴是脏腑原气经过和留止的部位。十二经脉在四肢各有一个原穴，又名"十二原"。六阴经则以输为原，即经脉五输穴中的输穴即为相应脏的原穴；在六阳经，单设一个原穴，排在五输穴中的输穴之后。

原穴歌

胆原丘墟肝太冲，腕骨小心神门中；
脾属太白冲阳胃，膀肾京骨太溪从；
大肠合谷太渊肺，焦包阳池大陵终。

原穴表

经脉	原穴	经脉	原穴
肺经	太渊	膀胱经	京骨
大肠经	合谷	肾经	太溪
胃经	冲阳	心包经	大陵
脾经	太白	三焦经	阳池
心经	神门	胆经	丘墟
小肠经	腕骨	肝经	太冲

络穴

"络"即联络之意，络脉从经脉分出的部位各有一个腧穴叫络穴。络穴具有联络表里两经的作用。十二经的络穴，加任脉络穴、督脉络穴、脾之大络，共十五穴，故称为"十五络穴"。另又加入胃之大络，合称"十六络穴"。

络穴歌

列缺偏历肺大肠，通里支正心小肠，
心包内关三焦外，公孙丰隆脾胃详，
胆络光明肝蠡沟，大钟肾络胱飞扬，
脾络大包胃虚里，任络鸠尾督长强。

络穴表

经脉	络穴	经脉	络穴	经脉	络穴
肺经	列缺	膀胱经	飞扬	任脉	鸠尾
大肠经	偏历	肾经	大钟	督脉	长强
胃经	丰隆	心包经	内关	脾之大络	大包
脾经	公孙	三焦经	外关	胃之大络	虚里
心经	通里	胆经	光明		
小肠经	支正	肝经	蠡沟		

背俞穴

背俞穴是脏腑经气输注于背腰部的腧穴，分布于背部足太阳膀胱经第 1 侧线上，共 12 穴。背俞穴与相应脏腑位置的高低基本一致，与脏腑有密切关系。

背俞穴歌

三椎肺俞厥阴四，心五肝九十胆俞，
十一脾俞十二胃，十三三焦椎旁居，
肾俞却与命门平，十四椎外穴是真，
大肠十六小十八，膀胱俞与十九平。

背俞穴表

六脏	背俞穴	六腑	背俞穴
肺	肺俞	大肠	大肠俞
心包	厥阴俞	三焦	三焦俞
心	心俞	小肠	小肠俞
肝	肝俞	胆	胆俞
脾	脾俞	胃	胃俞
肾	肾俞	膀胱	膀胱俞

| 募穴 |

募穴是脏腑之气汇聚于胸腹部的腧穴，又称为"腹募穴"。"募"，有聚集、汇合之意。六脏六腑各有一募穴，共 12 个。募穴均位于胸腹部，其位置与其相关脏腑所处部位接近。

| 募穴歌 |

肺募中府心巨阙，肝募期门胆日月，
脾为章门胃中脘，石门三焦膀中极，
心包膻中肾京门，大小天枢关元穴。

| 募穴表 |

六脏	募穴	六腑	募穴
肺	中府	大肠	天枢
心包	膻中	三焦	石门
心	巨阙	小肠	关元
肝	期门	胆	日月
脾	章门	胃	中脘
肾	京门	膀胱	中极

八脉交会穴是奇经八脉与十二正经脉气相通的八个腧穴,分布于腕踝关节上下。相传为金元时代窦汉卿得于宋子华之手,又称"窦氏八穴"。

八脉交会穴歌

公孙冲脉胃心胸,内关阴维下总同,
临泣胆经连带脉,阳维锐眦外关逢,
后溪督脉内眦颈,申脉阳跷络亦通,
列缺任脉行肺系,阴跷照海膈喉咙。

八脉交会穴表

奇经八脉	八脉交会穴	奇经八脉	八脉交会穴
冲脉	公孙	阴维	内关
带脉	足临泣	阳维	外关
督脉	后溪	阳跷	申脉
任脉	列缺	阴跷	照海

八会穴

"会"即聚会之意，八会穴即脏、腑、气、血、筋、脉、骨、髓八者精气会聚的八个腧穴，故称八会穴。

八会穴歌

脏会章门腑中脘，髓筋绝骨阳陵泉，
骨会大杼血膈俞，气会膻中脉太渊。

八会穴表

八会	八会穴	八会	八会穴
脏会	章门	筋会	阳陵泉
腑会	中脘	脉会	太渊
气会	膻中	骨会	大杼
血会	膈俞	髓会	绝骨(悬钟)

郄穴

"郄"有空隙之意，郄穴是经脉气血深聚之处的腧穴。十二经脉、阴跷、阳跷、阴维、阳维脉各有一个郄穴，共十六个郄穴。郄穴多分布于四肢肘、膝关节以下。临床上郄穴多用于急症或所属经脉脏腑的顽固性疾患。

| 郄穴歌 |

孔最温溜肺大肠，水泉金门肾膀胱，
中都外丘肝与胆，阴郄养老心小肠，
包焦郄门会宗是，地机梁丘脾胃当，
交信跗阳阴阳跷，筑宾阳交维阴阳。

| 郄穴表 |

经脉	络穴	经脉	络穴	经脉	络穴
肺经	孔最	膀胱经	金门	阴维脉	筑宾
大肠经	温溜	肾经	水泉	阳维脉	阳交
胃经	梁丘	心包经	郄门	阴跷脉	交信
脾经	地机	三焦经	会宗	阳跷脉	跗阳
心经	阴郄	胆经	外丘		
小肠经	养老	肝经	中都		

下合穴

下合穴是指手足三阳六腑之气下合于足三阳经的六个腧穴，故称下合穴。

下合穴歌

胃经下合三里乡，上下巨虚大小肠，
膀胱当合委中穴，三焦下合属委阳，
胆经之合阳陵泉，腑病用之效必彰。

下合穴表

手三阳	下合穴	足三阳	下合穴
手阳明大肠经	上巨虚	足阳明胃经	足三里
手太阳小肠经	下巨虚	足太阳膀胱经	委中
手少阳三焦经	委阳	足少阳胆经	阳陵泉

第十八章　单穴临床妙用

中府

本穴属手太阴肺经，位于胸部外侧，是肺的募穴，为肺经经气结聚之处，常配合肺的背俞穴肺俞，可起到补益肺气、止咳平喘的作用，对慢性支气管炎、慢性咳嗽、肺气肿等具有预防和治疗作用。向外斜刺0.5 ~ 0.8寸；或拇指点揉5 ~ 10分钟；或用艾条灸10 ~ 20分钟，灸至局部有温热舒适感。

孔最

孔最属手太阴肺经，为肺经郄穴，对于肺结核咯血、鼻衄有特效。治疗时在孔最穴周围按压，往往有明显的压痛、酸胀、麻木等反应，然后在反应最明显处用毫针垂直或向上斜刺0.8 ~ 1.2寸。

太渊

本穴为手太阴肺经的原穴，是肺脏原气留止之处，具有补益肺气、宣肺化痰、止咳平喘之功，同时又是八会穴之一，为脉会，居于寸口，是脏腑气血会聚之处，有调气血、通血脉之功，对于各种类型的慢性支气管炎、哮喘等肺气虚损病症有很好的预防保健功效。直刺 0.2 ~ 0.3 寸，避开桡动脉；或用拇指指腹按揉 3 ~ 5 分钟；或用艾条悬灸 5 ~ 10 分钟，以局部有温热舒服的感觉为度。

少商

本穴为手太阴肺经井穴，具有清热泻火、通利咽喉的作用。对于因为肺经热盛造成的咽喉肿痛具有很好的作用。可采用三棱针点刺，挤出 3 ~ 5 滴血液；或以拇指指尖掐按穴位 1 ~ 3 分钟，不可用力过大，以免掐破皮肤。

合谷

本穴为手阳明大肠经原穴，阳明为多气多血之经，故有理气活血、通经止痛之功，是治疗各种疼痛和气血瘀滞不畅的特效穴，临床多与太冲相配，合称"开四关"，两穴合用，可起到行气止痛、通经活络的作用。可作为各种慢性疼痛和气血不畅病症患者的治疗和保健用穴，尤其对牙痛、三叉神经痛、面瘫等面口部疾病有特效。直刺 0.5 ~ 0.8 寸；或用拇指指腹按揉 3 ~ 5 分钟，指压时应向后溪穴方向用力按压，使局部出现明显酸胀感。

肩髃

本穴属手阳明大肠经，位于肩部，是治疗肩部疾病的重要穴位，具有通利关节、舒筋止痛的作用。治疗肩周炎时可采用肩髃透极泉的透刺针法，捻转至整个肩关节有酸胀的感觉。注意不要损伤腋动脉。

迎香

本穴位居鼻旁，有疏散风热、宣通鼻塞、清利头面的作用，是治疗鼻部疾病的常用穴，配合上星穴、风池穴效果更佳。治疗各类鼻炎、鼻窦炎时，可采用沿鼻翼外缘向上斜刺 0.3 ~ 0.5 寸，捻转至鼻部酸胀或流眼泪为止；或用拇指桡侧缘沿鼻翼外缘上下推擦，至局部发红发热为度。

地仓、颊车

地仓、颊车两穴均属足阳明胃经，位于面部，是治疗面瘫口角歪斜的经典穴组，一般采用对刺的方法，即地仓向颊车方向平刺、颊车向地仓方向平刺。

天枢

本穴归属足阳明胃经，居腹部，为大肠募穴，是大肠经气结聚之处，且本穴当脐旁，为上下腹之分界，通于中焦，有斡旋上下、职司升降之功，可以双向调节肠胃功能，便秘患者可起到理气通便作用，而对于泄泻患者则可以起到健脾止泻的作用。直刺 0.8 ~ 1.2寸；对于老年慢性便秘或慢性腹泻可采用艾条温和灸，灸至皮肤有温热舒适感或皮肤稍见红晕为度。

足三里

本穴为足阳明胃经的合穴，是治疗脾胃病的首选穴，中医学认为，脾胃为后天之本，故本穴为机体强壮要穴，也是人体保健第一大穴，具有益气养血、健脾补虚、扶正培元之功，且本穴能补能泻，能升能降，能清能温，历来是古今医家极其重视的治疗和保健要穴。直刺 0.5 ~ 1.5 寸；或用拇指指腹点揉 5 ~ 15 分钟。强身保健可采用化脓灸，或累计灸数百壮，或温灸至皮肤稍见红晕为度。

条口

本穴属足阳明胃经，是治疗肩周炎的经验效穴，尤其对于有阳气虚衰表现的患者效果更佳。一般采用条口透承山的透刺针法，并配合患侧肩部活动。

丰隆

丰隆属足阳明胃经，为胃经络穴，具有调理脾胃、化痰祛湿的作用，为通便要穴、减肥降脂要穴，临床上对治疗便秘、肥胖、高脂血症等有较好的作用。一般直刺 0.5 ~ 1.2 寸。

隐白

本穴属足太阴脾经，是临床治疗脾虚气不固摄导致崩漏的经验效穴。可采用艾条悬灸穴位 10 ~ 20

分钟，以局部有温热舒服的感觉为度；或米粒艾炷灸3～5壮，不宜瘢痕灸。

公孙

公孙属足太阴脾经，为八脉交会穴之一，通冲脉。临床上对于急性胃脘痛有良好的止痛效果。常与内关合用，效果更佳。直刺0.5～0.8寸。

三阴交

本穴属足太阴脾经，是脾、肝、肾三条阴经的交会穴，一个穴位兼有调控三条经络的作用。具有健脾和胃、补调肝肾、行气活血、滋阴生津、疏经通络的作用。本穴对调理腹腔诸脏功能，特别是男女生殖系统的功能有重要作用。直刺或向后斜刺0.5～1寸，强身保健可采用瘢痕灸；或累计灸百余壮；或采用艾条温和灸至皮肤温热舒适稍见红晕。也可拇指指腹按揉穴位，每次10～15分钟。

血海

本穴属足太阴脾经，具有益气养血、健脾祛湿、祛风止痒的作用，对于各种月经病和血虚生风造成的皮肤病具有很好的治疗作用。直刺 0.8 ～ 1 寸；或在穴位周围循按，找到酸痛较明显处用拇指按揉 5 ～ 10 分钟；或采用艾条温和灸至皮肤温热舒适。

大横

本穴属足太阴脾经，具有温中散寒、调肠通便的作用，是临床治疗便秘的经验效穴，常配合天枢、足三里应用。直刺 0.8 ～ 1.2 寸。

极泉

本穴属手少阴心经，为心经的起始穴，在心经经穴中，位置最高，手少阴心经脉气由此如泉中之水急流而出，故名极泉。临床实践表明，弹拨极泉穴有极好的心脏保健功效，对冠心病、肺心病等心脏疾病可起到预防和保健作用。同时对颈椎病引起的上肢窜麻症状也有很好的预防和治疗作用。针刺时，应以左手触摸到动脉搏动，然后用手压住并拨开动脉，直刺 0.2 ～ 0.3 寸，轻轻提插至局部酸胀或出现上肢窜麻感为度。或以拇指指尖按于穴位处，前后弹拨穴位 3 ～ 5

分钟，以局部出现酸胀感或有窜麻感为度。

神门

本穴为手少阴心经原穴，是心经原气留止之处，为养心安神要穴，具有养心安神、益智定惊的作用。对于现代各种精神系统症状和心脏病症，如失眠、焦虑症、轻度抑郁症、冠心病等，有很好的治疗和预防保健作用。直刺 0.3 ~ 0.4 寸；或用拇指指腹按揉 3 ~ 5 分钟；或采用王不留行子穴位贴压，每次按揉 3 ~ 5 分钟，每天按揉 2 ~ 3 次。

少泽

少泽是临床治疗产后乳少的经验效穴，常配合膻中、肩井等同用。向上斜刺 0.1 寸；或采用艾条悬灸 5 ~ 10 分钟；以以拇指指尖掐揉穴位 15 ~ 20 下，不可用力过大，以免掐破皮肤。

后溪

本穴属手太阳小肠经，具有疏通经络、舒筋止痛的作用。对于各种痛证具有很好的止痛作用。后溪为八脉交会穴之一，通督脉，因此，对于各种原因导致的腰背疼痛，尤其是后背正中（督脉循行所过部位）疼痛较明显者效果显著。同时，后溪为四总穴之一，"头项寻列缺"，对头痛和颈项痛有很好的治疗效果。直刺0.5～0.8寸，或向合谷透刺；或以拇指指尖点揉穴位3～5分钟，用力向合谷方向按压，以局部出现酸胀感为度；或采用艾条悬灸穴位5～10分钟，以局部有温热舒服的感觉为度。

养老

本穴属手太阳小肠经，为手太阳小肠经郄穴，具有疏风养肝、聪耳明目之功，可治疗耳聋、目视不明、肩臂疼痛等老年疾患，为奉养老人，调治老年疾病的要穴，故名养老。针刺时，掌心向胸，直刺或向肘方向斜刺0.5～0.8寸。老年人强身保健可采用艾条悬灸法，每次5～10分钟。或采用按摩手法，转动手腕，使穴位处骨缝打开，以拇指指尖掐揉穴位3～5分钟，以局部出现酸胀感为度。

天宗

本穴属手太阳小肠经，穴居背部冈下窝的中央，是治疗肩背痛的经验效穴，对于乳房疾病也有很好的治疗作用，如乳腺增生、乳痈（相当于急性化脓性乳腺炎）等。毫针直刺 0.5 ~ 0.7 寸，捻转至局部酸胀；或以拇指指腹按揉穴位 3 ~ 5 分钟，垂直于穴位表面皮肤按压，以局部出现酸胀感为度；或用刮痧板自上而下刮拭，以局部皮肤发红、出现痧点为度；或采用留罐法拔罐 3 ~ 5 分钟，局部发红为度。

颧髎

本穴属手太阳小肠经，位于颧面部的高点，且为手太阳小肠经和手少阳三焦经的交会穴，具有明显的疏通面部气血的作用，被称为"美白穴"。配合足三里、中脘、合谷等联合应用，可起到明显的面部美容作用。直刺 0.2 ~ 0.3 寸；或采用艾条温和灸 5 ~ 10 分钟，温灸至皮肤温热舒适为度；或采用拇指指腹按揉穴位 3 ~ 5 分钟，以局部出现酸胀感为度。

听宫

本穴属手太阳小肠经，位居耳部，为手足少阳、手太阳之会，具有疏散风热、清热泻火、聪耳利窍、通络止痛之功效，为治疗耳疾要穴，对耳鸣、耳聋等有较好的疗效。张口取穴，直刺 0.5～1 寸；或用拇指指腹按揉穴位 3～5 分钟，以局部出现酸胀感为度；或采用艾条悬灸穴位 5～10 分钟，以局部有温热舒服的感觉为度。

睛明

本穴为足太阳膀胱经的起始穴，位居目内眦，为手太阳、足太阳、足阳明之会，具有疏散风热、清肝明目、消肿止痛之功，是治疗目疾要穴，适用于各种眼病的治疗和预防保健。嘱病人闭目，左手将眼球推向外侧固定，沿眼眶边缘缓缓刺入 0.3～0.5 寸；或可采用以拇指指尖点压在眼眶上缘，向内上方按压穴位 3～5 分钟，以局部出现酸胀感为度，不可用力过大，不可用力按压眼球。

攒竹

本穴属足太阳膀胱经，位居眉毛的内侧端，是治疗呃逆、急性腰痛、眉棱骨痛的经验效穴。治疗呃逆时，可采用毫针直刺 0.2 ~ 0.3 寸，捻转至局部酸胀；或以拇指指尖点按穴位，以局部出现酸胀感为度，同时配合深吸气后屏住呼吸，反复 5 ~ 10 个循环，以呃逆停止为度。治疗急性腰扭伤，可采用毫针直刺 0.2 ~ 0.3 寸，捻转至局部酸胀；或以拇指指尖点按穴位，以局部出现酸胀感为度，同时配合腰部活动。治疗眉棱骨痛时，可采用攒竹平刺透鱼腰，或透丝竹空。

天柱

本穴属足太阳膀胱经，《穴名释义》载："人体以头为天，颈项犹擎天之柱，穴在项部斜方肌起始部，天柱骨直两旁，故名天柱"。临床研究表明，针刺天柱穴可明显改善椎 – 基底动脉供血，治疗眩晕、耳鸣、中风后遗症、小儿脑瘫、神志病等；同时具有显著的舒筋通络作用，可用于治疗颈部肌肉僵硬酸痛、颈椎病、颈源性头痛等病症。

风门

本穴属足太阳膀胱经，为风邪出入之门户，主治风疾，故名风门，且本穴为督脉、足太阳之会，督脉为阳脉之海，足太阳可交通一身之阳，故本穴有祛风通络、通阳除痹、解表散热之功。可用于治疗各种原因导致的后背僵硬酸痛。向脊柱方向斜刺 0.5 ~ 0.8寸；采用艾条温和灸 10 ~ 15 分钟，温灸至局部皮肤温热舒适或稍见红晕为度，或隔姜灸 3 ~ 5 壮，可预防中风及感冒。每日 1 次，连续 20 次。

肺俞

本穴为肺的背俞穴，是肺脏之气输注于背部之处，近肺脏，可调节肺气，具有宣肺平喘、化痰止咳、补益肺气之功，是治疗肺病及肺脏保养的要穴。向脊柱方向斜刺 0.5 ~ 0.8 寸；或采用隔姜灸 3 ~ 5 壮或温灸 10 ~ 20 分钟至皮肤稍见红晕，或累计灸百余壮；也可以拇指指腹按揉穴位 3 ~ 5 分钟，垂直于穴位表面皮肤按压，以局部出现酸胀感为度。

膈俞

本穴位于心俞、肝俞之间，近脾脏，为八会穴之一，血之会穴，具有活血止血、补血养血之功，是治疗血证的常用穴，如冠心病、脑血管病、老年痴呆症、咳血、吐血、鼻衄等。根据"治风先治血、血行风自灭"的理论，膈俞对于荨麻疹、皮肤瘙痒症、银屑病等也有较好的治疗作用。同时对于各种原因导致的呃逆（膈肌痉挛）有较满意的治疗作用。向脊柱方向斜刺0.5～0.8寸；或采用艾炷灸5～9壮，累计至百余壮；或以拇指指腹按揉穴位3～5分钟，以局部出现酸胀感为度。

八髎

上髎、次髎、中髎、下髎两侧共八个穴点，合称八髎穴。本组穴属足太阳膀胱经，且居腰骶部，有补肾气、壮元阳、强筋骨、健腰膝、调经止带、通利二便之功，是治疗腰骶疼痛及生殖系统疾病的要穴，对男女保健具有很好的作用，可用于治疗女性盆腔炎、子宫肌瘤、痛经、性欲冷淡等以及男性遗精、阳痿、早泄、前列腺炎等。直刺0.8～1寸；或采用艾炷灸

5 ~ 9 壮，累计至百余壮，或艾条灸 10 ~ 20 分钟至皮肤温热舒适；或以手掌尺侧小鱼际上下推擦，至皮肤发红、发热为度。

委中

本穴属足太阳膀胱经，为膀胱经合穴，且为四总穴之一，具有舒筋活络、祛风湿、止痹痛之功；膀胱经属水，水性寒凉，故有清热泻火、凉血止血之功，善治血证，有血郄之称。本穴是治疗腰腿疼痛及清血分热邪要穴，也是腰脊保养要穴，可用于治疗腰椎间盘突出症、腰椎管狭窄症、腰肌劳损、急性腰扭伤等。毫针直刺 0.5 ~ 1 寸，注意避开腘动脉；或采用艾条灸 10 ~ 20 分钟至皮肤温热舒适；或以拇指指腹按揉穴位 3 ~ 5 分钟，以局部出现酸胀感为度。治疗血分热邪病症时，可采用三棱针点刺放血。

膏肓

本穴属足太阳膀胱经，穴居魄户与神堂之间，为膏脂、肓膜之气所转输之处，疾病隐深难治称为"病入膏肓"，本穴主治此类疾病，故名膏肓。本穴具有补虚培元、滋阴润肺、止咳平喘之功，是治疗诸虚劳损和保健要穴。取坐位，双手环抱胸前，使肩胛骨向两侧打开，在穴位附近寻找压痛、酸胀等反应最明显处，向外斜刺 0.5 ～ 0.8 寸；或采用艾炷灸 5 ～ 9 壮，累计至百余壮，或艾条灸 10 ～ 20 分钟至皮肤温热舒适；或以拇指指腹按揉穴位 3 ～ 5 分钟，以局部出现酸胀感为度。

承山

本穴属足太阳膀胱经，是治疗腰腿痛及痔疮的经验效穴。直刺 0.7 ～ 1 寸；或以拇指指腹垂直于穴位表面皮肤按揉穴位 3 ～ 5 分钟，以局部出现酸胀感为度；或用刮痧板自上而下刮拭，以局部皮肤发红、出现痧点为度。治疗痔疮时，可配合会阳、长强、二白同用。

至阴

本穴为足太阳膀胱经井穴，是临床纠正胎位不正的经验效穴。应用时一般不针刺，而是采用艾条温灸法，悬灸穴位 5 ～ 10 分钟，以局部有温热舒服的感觉为度，并配合膝胸卧位。

涌泉

本穴为足少阴肾经井穴，位于足心，具有苏厥醒神、补肾滋阴、降逆纳气等作用。可用于晕厥的急救；也可用于肾精不足、虚火上炎导致的咽喉疼痛、失眠、头晕眼花、心悸心慌等；还可用于肾不纳气导致的胸闷、气喘、憋气等病症。直刺 0.5 ~ 0.8 寸；或用拇指指腹按揉穴位 3 ~ 5 分钟，以局部出现酸胀感为度。

太溪

本穴为肾经原穴，是肾经原气经过和留止之处，有温补肾阳、滋补肾阴、阴阳双补之功，是治疗各种肾虚疾病的要穴。直刺 0.5 ~ 0.8 寸，提插至局部酸胀或有窜麻感向足部放射；或采用艾条温灸 10 ~ 20 分钟至皮肤温热舒适；或以拇指指腹按揉穴位 3 ~ 5 分钟，以局部出现酸胀感为度。

照海

本穴属足少阴肾经，为八脉交会穴之一，通阴跷脉，是治疗肾阴亏虚、肾水不能上达咽喉所致阴虚咽痛的要穴，同时对于各种原因导致的足内翻也有矫正作用。直刺0.5～0.8寸，或向上斜刺0.8～1.2寸；或以拇指指腹垂直于穴位表面皮肤按揉穴位3～5分钟，以局部出现酸胀感为度。

复溜

复溜是治疗汗证要穴，一般与合谷同用。治疗自汗、盗汗时，合谷采用泻法，复溜采用补法；治疗无汗时，合谷采用补法，复溜采用泻法。

曲泽

曲泽为手厥阴心包经的合穴，位于肘弯处，临床常与委中（足太阳膀胱经的合穴，位于膝弯处）同用，合成"四弯穴"，是清暑泄热要穴。临床可用于治疗痧症、中暑、高热、霍乱吐泻等。应用时一般采用三棱针点刺放血；或用刮痧板自上而下刮拭，以局部皮肤发红、出现痧点为度。

| 内关 |

　　本穴归手厥阴心包经，心包为心之外卫，神明出入之窍，且为八脉交会穴之一，通阴维脉，故本穴有宽胸理气、宁心安神、和胃止痛、降逆止呕之功，是治疗和预防心胸疾病以及胃肠疾病的要穴。针刺时，用左手循按并将掌长肌肌腱和桡侧腕屈肌腱推开，直刺 0.5～1 寸；或以拇指指腹按揉穴位 3～5 分钟，以局部出现酸胀感为度。

| 大陵 |

　　本穴为手厥阴心包经原穴，是心包原气所留止之处，具有宁心安神、宽胸理气、通阳活血、化痰开窍之功，是心脏保健要穴。直刺 0.3～0.5 寸；或以拇指指腹按揉穴位 3～5 分钟，局部出现酸胀感为度。

| 劳宫 |

　　本穴为手厥阴心包经之荥穴，位于手掌之正中央，善清心胃之火，具有醒神开窍、清热泻火的功效，可用于治疗心悸心慌、癫狂痫、失眠、口疮、口臭等病症。直刺 0.3～0.5 寸；或用拇指指腹按揉穴位 3～5

分钟，以局部出现酸胀感为度。

中渚

本穴为手少阳三焦经之输穴，具有疏通三焦气机、聪耳利窍的作用，善于治疗偏头痛、耳鸣耳聋。直刺 0.3 ～ 0.5 寸或向上斜刺 0.5 ～ 0.8 寸。

外关

本穴为手少阳三焦经络穴，八脉交会穴之一，与阳维脉相通，故有和解少阳、疏泄少阳风热实火、清头目、利官窍之功。可预防和治疗外感病、头痛、目赤肿痛、耳鸣耳聋等疾病。直刺 0.5 ～ 1 寸；或一手轻握前臂，拇指按于穴位上，点按或推摩 3 ～ 5 分钟，以局部出现酸胀感或发热为度。

支沟

支沟属手少阳三焦经，功能调气通腑、畅达三焦，是治疗各种便秘、胁肋痛的经验效穴，又名飞虎。《医宗金鉴·刺灸心法要诀》："支沟大便不通胁肋疼。"治疗便秘、胁肋痛取支沟穴要深刺，直刺或向上斜刺 0.8 ～ 1.2 寸，使局部出现明显酸胀感，或出现放射感。

翳风

翳风属手少阳三焦经，穴居耳后，具有通利耳窍、通利头面、降逆止呃的功用，善于治疗各种耳部疾病、面瘫、呃逆等。治疗耳鸣、耳聋、中耳炎等疾病时，可将针尖稍向上沿外耳道方向刺入 1.5 ~ 2 寸，捻转针柄，至出现酸胀感向耳内放散。治疗面瘫时，可将针尖向对侧乳突方向刺入 1 ~ 1.5 寸，捻转针柄，至出现酸胀感向面部放散。治疗呃逆时，可采用毫针直刺 0.5 ~ 0.8 寸，捻转至局部酸胀；或以拇指指尖点按穴位，以局部出现酸胀感为度，同时配合深吸气后屏住呼吸，反复 5 ~ 10 个循环，以呃逆停止为度。

翳风穴处血管神经丰富，解剖结构复杂，故操作时应缓慢进针，尽量不做提插操作，多做捻转操作。深刺时应熟悉局部解剖层次，以免发生医源性损伤。

角孙

角孙属手少阳三焦经，穴居耳上，具有清热散风、消肿止痛的功用，是治疗偏头痛、流行性腮腺炎的经验效穴。直刺 0.3 ~ 0.5 寸。治疗流行性腮腺炎一般采用灯心草灸法或三棱针点刺放血。

风池

本穴为足少阳、阳维之会，阳维为病苦寒热，故有祛风散邪解表的作用，是治疗表证的常用穴，且能清头目、利官窍，是治疗耳、鼻、咽喉、口面部疾病的常用穴。向对侧眼睛方向斜刺 0.5 ~ 0.8 寸，捻转至局部酸胀；或采用艾条温灸 10 ~ 20 分钟至温热舒适；或以拇指指腹按揉穴位 3 ~ 5 分钟，以局部出现酸胀感为度。经常艾灸或按摩风池穴，有预防中风的保健功效。

肩井

肩井属足少阳胆经，为手足少阳、阳维脉交会穴，位于肩部，具有宣通气血、散结通络的作用，是临床治疗颈肩疼痛和乳房疾病的要穴。直刺或向外斜刺 0.5 ~ 0.8 寸，注意不要向内下方深刺，以免刺伤肺脏，引起气胸。治疗急性乳腺炎时，可采用三棱针点刺放血，或用刮痧板自内向外刮拭，以局部皮肤发红、出现痧点为度，同时配合膻中、天宗、渊腋效果更佳。治疗产后乳汁不下，可采用拇指与其余四指提拿肩井穴，或拇指点按穴位 3 ~ 5 分钟，垂直于穴位表面皮肤按压，以局部出现酸胀感为度，同时配合膻中、合谷、太冲、足三里治疗。

带脉

带脉属足少阳胆经穴位，位于侧腹部，为足少阳胆经与带脉之交会穴。带脉束腰一周，故本穴既可以约束诸纵行经脉，治疗腰腹部疼痛、肥胖等病症，又是治疗妇科带下病的经验效穴。直刺 0.5 ~ 0.8 寸，捻转提插至局部酸胀，或出现放射感。

环跳

环跳属足少阳胆经，为足少阳、太阳二脉之交会穴，具有舒筋通络、通经止痛之功效，是临床治疗腰腿疼痛、下肢麻痹、半身不遂等病症的常用穴位。同时也是治疗妇科病症的经验效穴。直刺 2 ~ 2.5 寸。治疗下肢疾病时，应向会阴方向斜刺，至出现下肢窜麻感为宜。治疗妇科病症疾病时，应向下腹部深刺，使针感向少腹放散。

阳陵泉

阳陵泉属足少阳胆经，为胆经合穴、胆之下合穴、八会穴之筋会。不但能治疗本经病变及胆腑病变，又是治疗各种筋病（如筋挛、筋缓、筋急、筋痿等）的要穴，具有疏肝利胆、清热利湿、舒筋活络、通痹止痛的功效。直刺或斜向下刺 1 ~ 1.5 寸，针刺时，宜先在穴位周围循按，找到压痛、酸胀，或者有结节条索处针刺效果更佳。

悬钟

悬钟属足少阳胆经，位于外踝尖直上，腓骨没入肌肉之处，故又名绝骨，八会穴之髓会——髓居骨中并充养于骨，故有益髓健骨、舒筋活络之功，是治疗骨病要穴。于腓骨前缘直刺 0.5 ~ 0.8 寸。经常按摩或艾灸本穴，可起到很好的益髓健骨的保健作用，并可预防中风。使用时可采用艾条灸 10 ~ 20 分钟，至皮肤温热舒适，或采用瘢痕灸，累计灸至数十壮或百壮，每年 1 次；或以拇指指腹按揉穴位 3 ~ 5 分钟，以局部出现酸胀感为度。

大敦

大敦属足厥阴肝经，为肝经井穴，是治疗前阴病如前列腺炎、阴茎痛、睾丸痛等的要穴，也是治疗腹股沟斜疝的特效穴位。直刺或向外斜刺 0.1 ~ 0.2 寸，或采用三棱针点刺放血。治疗腹股沟斜疝时可采用艾条温灸法，每次 20 分钟，每天一次，连续治疗 1 ~ 3 个月。

太冲

本穴归属足厥阴肝经，为肝经原穴，是肝脏原气留止之处，具有疏肝理气、补肝养血、息风止痉、清利湿热、活血化瘀之功，肝脏其体藏血，而其用主疏泄，体阴而用阳，太冲穴能补肝体、顺肝用，是疏肝、养肝的要穴。用于治疗肝失疏泄导致的失眠、抑郁、焦虑、胃脘痛、中风、头痛、眩晕等均有良效。直刺 0.5 ~ 0.8 寸，或向涌泉透刺，可起到育阴潜阳、滋水涵木的作用。太冲穴可作为肝脏的日常保健用穴，使用时可采用拇指指腹按揉穴位 3 ~ 5 分钟，以局部出现酸胀感为度；或沿跖骨间隙推揉 3 ~ 5 分钟，以局部皮肤发红发热为度。

命门

督脉总督一身之阳经，本穴归属督脉，位于两肾俞之间，具有温壮肾阳、培元固本、补肾益精之功。对于肾阳亏虚、命门火衰导致的腰痛、遗精、阳痿、早泄等有很好的治疗作用。直刺 0.5 ~ 1 寸，或采用温针灸。强身保健可采用隔附子饼灸 5 ~ 10 壮，累计灸数百壮，或采用艾条温灸法，温灸至皮肤稍见红晕为度。

筋缩

筋缩穴在第 9 胸椎棘突下，其两侧 1.5 寸就是足太阳膀胱经之肝俞穴，肝主筋，肝病则会出现筋病挛缩。故筋缩主治各种原因导致的挛缩之症，如胃痉挛、面肌痉挛、小儿脑瘫、强直性脊柱炎等。向上斜刺 0.5 ~ 1 寸，或者在筋缩穴左右循按，找到压痛、酸胀等明显处直刺或向上斜刺 0.5 ~ 1 寸。或用拇指指腹按揉 3 ~ 5 分钟，使局部出现明显酸胀感。

至阳

至阳穴位于第 7 胸椎棘突下，属督脉，近心所，督脉为"阳脉之海"，心为阳中之阳，故至阳穴所在为阳气隆盛之处，刺激至阳穴，可激发督脉经气，振奋胸阳；另外，至阳穴横平膈俞，膈俞为血会，故该穴还能和畅血脉、宣通痹阻。故可用于治疗阳气虚衰所致的顽固性呃逆、胃脘痛、带状疱疹后遗痛、冠心病以及慢性腰脊痛等。斜刺 0.5 ~ 1 寸；或用拇指指腹按揉 3 ~ 5 分钟，使局部出现明显酸胀感。

身柱

身柱穴为督脉之脉气所发，在上背部正中，接近肺脏，属督脉，通于脑髓，名为身柱，含有全身之柱之意，具有补益肺气、止咳平喘、温化痰湿、健脑益智、防病强身的作用，能通治儿科的多种疾病。小儿每日灸身柱穴，能宣通肺气，提高人体的抗病能力，是保证健康成长的重要措施之一。同时，由于身柱有健脑益智作用，经常施灸也能健全小儿神经系统，促进大脑发育，提高智力。使用时采用温和灸法，每次10 ~ 15 分钟，隔日 1 次，每月灸 10 次。

大椎

本穴属督脉，位于第 7 颈椎棘突下，为督脉与手足三阳经之会，统领诸阳经，主一身之表，能宣通诸阳，为调整全身功能的重要穴位之一。临床研究表明，具有很好的解表作用，对风寒、风热均有效，同时可宣通全身阳气，治疗强直性脊柱炎、类风湿关节炎等阳气虚衰导致的疾病。向上斜刺 0.5 ~ 1 寸，或采用温针灸，或采用艾条温和灸 20 ~ 30 分钟。

百会

百会又名三阳五会，属督脉，穴居巅顶，为足太阳、手足少阳、督脉、足厥阴肝经之交会穴。具有醒脑开窍、镇静安神的作用，可广泛用于心脑相关疾病的治疗，如中风、头痛、眩晕、失眠、抑郁焦虑、脑瘫等。同时百会具有很好的升阳举陷作用，可用于治疗胃下垂、子宫下垂、肾下垂等中气下陷导致的疾病。向前或向后平刺 0.5 ~ 0.8 寸，或直刺 0.2 ~ 0.3 寸。用于中气下陷导致的疾病时，一般采用艾条温和灸 20 ~ 30 分钟，或者隔物灸 10 ~ 20 壮；或采用蓖麻子天灸法。

上星

上星属督脉，是治疗各种鼻炎、鼻衄的经验效穴。向后平刺 0.5 ~ 0.8 寸，或用拇指指腹按揉 3 ~ 5 分钟，使局部出现明显酸胀感。

水沟

水沟属督脉，又名人中，是临床常用的抢救用穴，具有苏厥醒神、开窍启闭的作用，可用于突然昏仆、晕厥等的急救，也可用于中风、癫痫等脑神经相关疾病的治疗。同时人中也是治疗急性腰扭伤的经验效穴。向上斜刺 0.3 ~ 0.5 寸，捻转至局部酸胀，或至鼻腔酸胀或眼睛流泪。

会阴

会阴穴属任脉，在肛门和外生殖器之间，此处为个人隐私部位，是不常用穴。但是若应用得当，效果显著，尤其是对于泌尿生殖系统病症。临床研究表明，针刺会阴穴对慢性前列腺炎、前列腺肥大等导致的排尿困难效果显著，同时对于男性遗精、阳痿、阳强、不射精症等，女性产后尿潴留、子宫脱垂、外阴瘙痒等，亦有良效。针刺时注意严格消毒，取膝胸卧位或仰卧屈膝位，直刺 0.5 ～ 1 寸，或深刺 2.5 ～ 3 寸，捻转至会阴部酸胀或有放射感为宜。或嘱患者自我按摩，仰卧，用拇指指腹按揉 3 ～ 5 分钟，每天 1 ～ 2 次。

中极

中极属任脉，穴居下腹部，为膀胱募穴，是治疗泌尿生殖系统疾病的要穴。可用于治疗男性前列腺炎、前列腺增生肥大、遗尿、遗精、阳痿、早泄、阳强等；女性月经不调、痛经、慢性盆腔炎等。治疗上述疾病时可直刺 0.5 ～ 1 寸，或采用深刺法效果更佳，但须熟悉解剖，注意针刺安全。针刺前嘱患者排尿，向会阴方向斜刺 2 ～ 3 寸，采用捻转或小幅度快速提插法，使针感放射至前阴或会阴部为宜。

关元

关元属任脉，为任脉与足三阴经的交会穴，为元气关藏之所，故名关元，具有滋阴填精、温肾壮阳、培元固本、回阳固脱之功，是全身强壮要穴。直刺 0.5 ～ 1 寸，或采用温针灸。强身保健可采用瘢痕灸，每年 1 次，或累计灸数百壮，或采用艾条温和灸 15 ~ 30 分钟，温灸至皮肤稍见红晕为度，每日 1 次。

气海

气海属任脉，为人体元气之海，前人有"气海一穴暖全身"之赞誉，具有大补元气、补血填精、益气固脱之功，为人体强壮要穴。直刺 0.5 ~ 1 寸，或采用温针灸。常灸本穴可以培元固本，起到防病保健之功。强身保健可采用瘢痕灸，每年 1 次，或隔物灸 5 ~ 10 壮，累计灸数百壮，或采用艾条温和灸 15 ~ 30 分钟，温灸至局部温热红晕，每日 1 次。

神阙

神阙穴位居肚脐正中，肚脐为先天精气进入之处，故有"脐通百脉"之说。神阙有回阳救逆、培元固本、益气固脱、醒神之功，是治疗虚寒脱证及全身强壮要穴。本穴禁刺，一般采用隔物灸（隔附子饼、隔盐、隔姜等）或艾条温灸法。隔物灸每次 5 ~ 10 壮，累计灸数百壮，或采用艾条温和灸 15 ~ 30 分钟，温灸至局部温热红晕，每日 1 次。

中脘

中脘属任脉，位居腹部，为胃的募穴、腑会，是胃气结聚之处，脾胃为后天之本，气血生化之源，故本穴具有健脾和胃、补中益气之功，是治疗胃病、气血亏虚及养生保健的要穴。直刺 0.5 ~ 1 寸，或采用温针灸。强身保健可采用隔姜灸或隔附子饼灸 5 ~ 10 壮，累计灸至百余壮；或采用艾条温和灸 15 ~ 30 分钟，温灸至局部皮肤稍见红晕，每日 1 次。

膻中

膻中位居胸部，为八会穴之气会，为宗气之所聚，具有宽胸理气、通阳化浊、宣肺化痰、止咳平喘、开郁散结之功，是理气要穴。且为心包募穴，心包为心之外卫，心主神志，故有安神定惊、清心除烦之功。同时本穴位于两乳间，是手太阳、手少阳、任脉之会，有行气解郁、通经催乳之功。向下平刺 0.3 ~ 0.5 寸。坚持按摩本穴可起到宽胸理气、清心除烦的保健作用。使用时可采用双手十指相扣，以双手大鱼际上、下推擦穴位 3 ~ 5 分钟，以局部发红、发热为度。

天突

天突属任脉，位于胸骨柄上缘，为阴维脉、任脉之会。天突内应肺系，为气息出入之要塞，具有宣肺理气、止咳平喘、清音利痰的作用，临床上对支气管炎、支气管哮喘、慢性咽炎、呃逆等效果显著。本穴为危险穴位，操作应谨慎。针刺时，以左手切按穴位，先直刺 0.2 ~ 0.3 寸，然后左手稍用力向内按压，右手将针体向头侧放平，使针沿胸骨柄后缘、气管前缘缓慢向下刺入 0.5 ~ 1 寸，捻转至局部酸胀。或采用拇指指腹向内下方点揉 3 ~ 5 分钟，使局部出现明显酸胀感。

耳尖

耳尖穴位于耳廓顶点，是最常用的耳部穴位之一，具有疏风清热、泻火解毒、平肝潜阳之功效。是治疗麦粒肿、腮腺炎、外感发热的经验效穴，也可用于肝阳上亢型高血压病的治疗，有显著的即时降压效果。本穴通常采用刺络放血法，以三棱针点刺，拇、食二指夹持耳廓自下而上挤出 0.5 ~ 1ml 血液为宜。

十七椎

十七椎位于腰骶部，督脉循行线上，其前方近胞宫，可用于治疗腰痛及胞宫疾患，尤其对于原发性痛经，有显著的即时止痛作用。直刺 0.5 ～ 1 寸，提插捻转至局部酸胀或有放射感向小腹放散。或在穴位附近寻找压痛最明显处，以拇指指尖点按弹拨 3 ～ 5 分钟，至疼痛消失为度。

二白

二白穴位于前臂，是治疗痔疮的经验效穴，对于痔疮所致的痒、痛、出血均有效。《扁鹊神应针灸玉龙经》曰："痔漏之疾亦可针，里急后重最难禁，或痒或痛或下血，二白穴从掌后寻"。于桡侧腕屈肌腱两侧取穴，直刺 0.5 ～ 0.8 寸。

腰痛点

腰痛点位于手背，一侧两穴，是治疗急性腰扭伤的经验效穴，对于急性腰扭伤可即刻缓解疼痛。治疗时，患者取站立位，医生在患者腰痛点穴上下循按找到压痛最明显处，向上斜刺 0.5 ～ 0.8 寸，提插捻转使局部产生明显的酸胀感，同时嘱患者做腰部旋转、屈伸活动，活动幅度由小渐大，间隔 5 分钟行针 1 次，留针 15 ～ 20 分钟。或采用拇指指尖点揉穴位，其余操作同针刺。

外劳宫

外劳宫位于手背，与手掌侧劳宫穴相对，是治疗落枕的经验效穴，故又名落枕穴。治疗时，患者取坐位或站立位，医生在患者落枕穴上下循按找到压痛最明显处，直刺 0.5 ～ 0.8 寸，提插捻转使局部产生明显的酸胀感，同时嘱患者做颈部旋转、屈伸活动，活动幅度由小渐大，间隔 5 分钟行针 1 次，留针 15 ～ 20 分钟，一般患者疼痛及功能受限可即刻缓解。一般取同侧穴位治疗，效果不佳时，可取双侧。或采用拇指指尖点揉穴位，其余操作同针刺。治疗后嘱患者尽量减少颈部活动，以平卧并稍垫高颈部为宜，并注意保暖，以利于病情的彻底康复。

八邪

八邪位于手背 5 指间指蹼缘后方赤白肉际处，左右共 8 穴。八邪穴对于促进中风后手功能障碍的恢复，以及类风湿关节炎导致的手部关节疼痛有很好的治疗作用。向上斜刺 0.5 ~ 0.8 寸。

百虫窝

百虫窝位于大腿上，血海穴上 1 寸，是治疗各种原因导致的皮肤瘙痒的经验效穴。治疗时，医生在患者百虫窝穴上下循按找到压痛最明显处，直刺 0.5 ~ 1 寸，提插捻转使局部产生明显的酸胀感，留针 15 ~ 20 分钟。或采用三棱针点刺放血。

胆囊

胆囊穴位于小腿外侧，阳陵泉下 2 寸，是治疗急性胆囊炎、胆石症等所导致的胆绞痛的经验效穴，具有良好的即时止痛作用。治疗时，在患者腓骨头前下方 1 ~ 2 寸范围内循按找到压痛最明显处，直刺 1 ~ 1.5 寸，提插捻转使局部产生明显的酸胀感，间隔 5 分钟行针 1 次，留针 15 ~ 20 分钟，一般患者疼痛可即刻缓解。先取右侧穴位，效果不佳时，加用左侧，或采用拇指指尖点揉双侧穴位。疼痛缓解后，须根据病情进行相应内科或外科治疗。

| 阑尾 |

　　阑尾穴位于小腿前侧，足三里下 2 寸，是治疗急、慢性阑尾炎等所致疼痛的经验效穴，具有良好的即时止痛作用。治疗时，在患者足三里穴下方 1～2 寸范围内循按找到压痛最明显处，直刺 0.5～1 寸，提插捻转使局部产生明显的酸胀感，间隔 5 分钟行针 1 次，留针 15～20 分钟，一般患者疼痛可即刻缓解。先取右侧穴位，效果不佳时，加用左侧。或采用拇指指尖点揉双侧穴位。疼痛缓解后，须根据病情进行相应内科或外科治疗。

参考书目

[1] 黄龙祥.世界卫生组织标准针灸经穴定位(西太平洋地区)[M].北京：人民卫生出版社，2010.

[2] 杨甲三.腧穴学[M].上海：上海科学技术出版社，1984.

[3] 刘清国，侯中伟，王朝阳.大医精诚杨甲三[M].北京：中国中医药出版社，2013.

[4] 胡慧.针推专家杨甲三[M].北京：中国中医药出版社，2014.

[5] 郭长青，刘清国，胡波.杨甲三针灸取穴图解[M].北京：人民卫生出版社，2011.

[6] 石学敏.针灸学[M].北京：中国中医药出版社，2007.

[7] 郭长青，刘乃刚，胡波.针灸穴位图解[M].北京：人民卫生出版社，2013.

[8] 刘乃刚.杨甲三精准取穴全图解[M].北京：人民卫生出版社，2017.

索 引

B

八 风	326
八 邪	316
白环俞	140
百虫窝	322
百 会	270
胞 肓	154
本 神	220
髀 关	66
臂 臑	34
秉 风	110
不 容	58
步 廊	184

C

长 强	258
承 扶	144
承 光	122
承 浆	292

承 筋	158
承 灵	222
承 满	58
承 泣	42
承 山	158
瘈 脉	208
尺 泽	18
冲 门	88
冲 阳	74
次 髎	142
攒 竹	120

D

大 包	94
大肠俞	136
大 都	78
大 敦	246
大骨空	314
大 赫	176

大 横	88
大 巨	62
大 陵	192
大 迎	46
大 钟	170
大 杼	128
大 椎	266
带 脉	232
胆 囊	324
胆 俞	132
膻 中	288
当 阳	294
地 仓	44
地 机	82
地五会	242
定 喘	306
督 俞	130
独 阴	326

犊鼻	70	附分	148	鹤顶	322
兑端	274	复溜	172	横骨	176
E		腹哀	90	后顶	270
耳和髎	210	腹结	88	后溪	106
耳尖	296	腹通谷	180	华盖	290
耳门	210	**G**		滑肉门	60
二白	312	肝俞	132	环跳	234
二间	24	膏肓	148	肓门	154
F		膈关	150	肓俞	178
飞扬	160	膈俞	130	会阳	144
肺俞	128	公孙	80	会阴	278
丰隆	72	关冲	196	会宗	200
风池	224	关门	60	魂门	150
风府	268	关元	280	**J**	
风门	128	关元俞	136	箕门	86
风市	236	光明	238	极泉	96
跗阳	160	归来	64	急脉	254
伏兔	66	**H**		脊中	262
扶突	38	海泉	300	夹脊	306
浮白	218	颔厌	216	颊车	46
浮郄	146	合谷	26	间使	190
府舍	88	合阳	158	肩井	228

肩 髎	206	聚 泉	300	络 却	124			
肩外俞	112	厥阴俞	130	率 谷	218			
肩 髃	36			**K**		**M**		
肩 贞	110	孔 最	20	眉 冲	122			
肩中俞	112	口禾髎	40	命 门	260			
建 里	284	库 房	52	目 窗	222			
交 信	172	髋 骨	322		**N**			
角 孙	210	昆 仑	160	脑 户	268			
解 溪	74			**L**		臑 会	206	
金 津	300	阑 尾	324	臑 俞	110			
金 门	162	劳 宫	194	脑 空	224			
筋 缩	262	蠡 沟	250	内 关	192			
京 骨	164	厉 兑	76	内踝尖	326			
京 门	232	廉 泉	292	内 庭	76			
经 渠	20	梁 门	58	内膝眼	324			
睛 明	120	梁 丘	68	内迎香	298			
颈百劳	302	列 缺	20		**P**			
鸠 尾	286	灵 道	98	膀胱俞	138			
居 髎	234	灵 台	264	脾 俞	132			
巨 骨	36	灵 墟	184	痞 根	308			
巨 髎	42	漏 谷	82	偏 历	28			
巨 阙	284	颅 息	210	魄 户	148			

仆 参	162	曲 垣	112	上 脘	284
		曲 泽	190	上 星	272
Q		颧 髎	116	上迎香	298
期 门	256	缺 盆	52	少 冲	102
气 冲	64			少 府	102
气 端	328	**R**		少 海	96
气 海	280	然 谷	170	少 商	22
气海俞	136	人 迎	50	少 泽	104
气 户	52	日 月	230	申 脉	162
气 舍	50	乳 根	56	身 柱	264
气 穴	176	乳 中	54	神 藏	186
前 顶	270	**S**		神 道	264
前 谷	104	三 间	26	神 封	184
强 间	270	三焦俞	134	神 门	100
青 灵	96	三阳络	200	神 阙	282
清冷渊	204	三阴交	82	神 堂	150
丘 墟	242	商 丘	80	神 庭	272
球 后	296	商 曲	178	肾 俞	134
曲 鬓	218	商 阳	24	十七椎	310
曲 差	122	上 关	214	十 宣	318
曲 池	32	上巨虚	70	石 关	180
曲 骨	278	上 廉	30	石 门	280
曲 泉	252	上 髎	142		

食窦	90	太乙	60	通天	124
手三里	30	太渊	20	瞳子髎	214
手五里	34	陶道	266	头临泣	222
俞府	186	天池	188	头窍阴	220
束骨	164	天冲	218	头维	48
水道	62	天窗	116		
水分	282	天鼎	36	**W**	
水沟	274	天府	18	外关	198
水泉	170	天井	204	外踝尖	326
水突	50	天髎	206	外劳宫	316
丝竹空	212	天泉	188	外陵	62
四白	42	天容	116	外丘	238
四渎	202	天枢	62	完骨	220
四缝	318	天突	290	腕骨	106
四满	178	天溪	90	维道	232
四神聪	294	天牖	208	委阳	146
素髎	274	天柱	126	委中	146
		天宗	110	胃仓	152
T		条口	70	胃脘下俞	306
太白	80	听宫	118	胃俞	134
太冲	248	听会	214	温溜	28
太溪	170	通里	98	屋翳	54
太阳	296			五处	122

五 枢	232	悬 厘	216	腰 俞	258
X		悬 颅	216	液 门	196
膝 关	250	悬 枢	260	谚 谙	150
膝阳关	236	悬 钟	240	意 舍	152
郄 门	190	璇 玑	290	翳 风	208
侠 白	18	血 海	86	翳 明	302
侠 溪	244	**Y**		阴 包	252
下 关	46	哑 门	268	阴 都	180
下极俞	308	阳 白	220	阴 谷	174
下巨虚	72	阳 池	198	阴 交	282
下 廉	30	阳 辅	240	阴 廉	254
下 髎	142	阳 纲	152	阴陵泉	84
下 脘	282	阳 谷	106	阴 郄	98
陷 谷	74	阳 交	238	阴 市	66
消 泺	204	阳陵泉	236	殷 门	144
小肠俞	138	阳 溪	28	龈 交	274
小骨空	316	养 老	106	隐 白	78
小 海	108	腰 奇	310	印 堂	276
心 俞	130	腰痛点	316	膺 窗	54
囟 会	272	腰 眼	308	迎 香	40
行 间	246	腰阳关	260	涌 泉	168
胸 乡	92	腰 宜	308	幽 门	182

鱼 际	22	至 阳	264	中 庭	288
鱼 腰	296	至 阴	166	中 脘	284
玉 堂	288	志 室	154	中 渚	198
玉 液	300	秩 边	154	中 注	178
玉 枕	124	中 冲	194	周 荣	92
彧 中	186	中 都	250	肘 尖	312
渊 腋	230	中 渎	236	肘 髎	34
云 门	16	中 封	248	筑 宾	174
		中 府	16	子 宫	304
章 门	254	中 极	280	紫 宫	288
照 海	172	中 魁	314	足临泣	242
辄 筋	230	中 髎	142	足窍阴	244
正 营	222	中膂俞	138	足三里	70
支 沟	200	中 泉	314	足通谷	164
支 正	108	中 枢	262	足五里	254

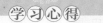

国医瑰宝，中医针灸；
唯践行，方能悟其妙！

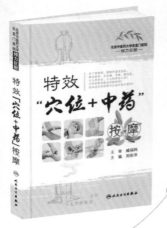

- 北京中医药大学东直门医院倾力巨献!

- 您知道穴位按摩可以加中药介质吗?

- 穴位按摩真能治疗疾病吗?

- 患了颈椎病、腰椎间盘突出症、足跟痛、咳嗽、小儿厌食症、小儿积滞怎么办?

　　本书对近50种常见病症的按摩疗法进行了详细解读,图文对照,方法具体,除穴位按摩与推拿手法外,在按摩时加用中药介质,提高按摩治疗效果,起到事半功倍的作用。

- 心中有数　手下有度

- 百用百效的艾灸方法
  几十年临床效验集结

- 真人操作演示详细地
  介绍了常用灸法的操
  作步骤、适应证、技
  巧和注意事项

别出心裁地以真
人秀图文形式展现了
各种灸法的灸治"火
候"和灸后局部皮肤
变化情况，并有80种
常见多发病的具体灸
疗方法。

超值彩图版
精装

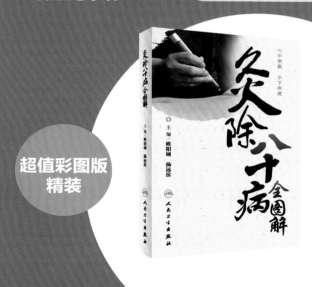

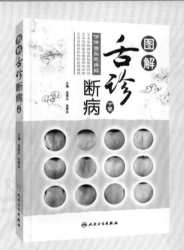

248 种病证典型舌象辨析
249 幅高清舌象精准分析
260 首经典方剂灵活运用

通过舌头看疾病本质，舌诊入门教程

52检